饮食觉醒

[英]安德鲁·詹金森 博士 / 著
Dr. Andrew Jenkinson
伦敦大学学院医院肥胖与代谢外科首席专家
《星期日泰晤士报》畅销书作者

李琳 / 译

电子工业出版社
Publishing House of Electronics Industry
北京·BEIJING

Foreword
推荐序

安德鲁是伦敦大学学院医院的医生，特别是肥胖与代谢方面的专家，他也是一位饮食与健康领域的高产作者。2021年他的著作 Why We Eat(Too Much) 在 Amazon 上获得四星以上的热推，并被誉为"健康的罗塞塔碑"。而《饮食觉醒》是他在2025年初推出的 How To Eat(and Still Lose Weight) 的简体中文版。

以往我能看到的大多数健康书籍都是美国学者论著，我还真的特别希望看到欧洲学者在这个领域里的研究和建议。20多年前，在美国FDA将食物的亚硝酸盐列为致癌剂，并且规定蔬菜沙拉不允许含菌的时候，英国红肠和西班牙火腿饱受诟病，其销量更是一度大幅下滑。记得当时一位103岁的英国老奶奶在电视上说："我吃了100年的英国红肠，身体出奇地健康！你们美国人凭什么说这是致癌食物啊！"之后我一直在思考，饮食究竟是看当地的习惯还是看FDA的建议。

读了这本书，我特别欣赏安德鲁医生关于超加工食品的提示。席卷全球的超加工食品导致今天各种与饮食相关的肥胖问题和慢性炎症暴增。

从2025年全球各国人口平均寿命的排名看，食用富含亚硝酸盐的腌渍食品的日本人和韩国人分别排名第1和第3；西班牙人82.66岁，排名第8；英国人80.10岁，排名第27；中国人77.62岁，排名第34；而几乎统治全球食物标准和一切都要"安全"的美国，其人口平均寿命76.37岁，排名第46。

饮食健康不仅能够长寿，还必然推动身心健康，其中降低肥胖症患者的数量尤为重要。

这本书引人入胜之处是，它记录了安德鲁医生给患者进行减肥手术的全过程，揭示了肥胖症患者的体内究竟是一种什么样的状态。安德鲁医生将人多吃的原因归结为脑与胃之间的"燃料表"坏了，无法准确判断获取和消耗的热量。他解释了哪种饮食方式会破坏这个"燃料表"。安德鲁医生还特别提到，现代饮食环境中，易于咀嚼和消化、味道更好、保质期更长的加工食品逐渐占据了主导，而这些由科技"狠活儿"（食品添加剂）带来的"易于""更好""更长"是对食品安全的践踏，并给人类健康带来了巨大的伤害。这些食品添加剂对自闭症、多动症的"贡献"是非常明显的。读者可以通过这本书比较细致地了解更多关于食品添加剂的问题。

本书中还特别提到了糖，将其标注为"合法的毒品"。对糖的认知尚未提升到毒品高度的人特别应该关注这一章节。专注力下降、多动、愉悦感缺少等都与这个被忽略的"合法的毒品"有关。

当然，要克服这些加工食品带来的困扰一定会有挑战，当安德鲁医生自己看到麦当劳标志的时候，都抗拒不了萦绕在头脑中的那种炸鸡香味的诱惑，甚至希望他活出健康并做好别人榜样的女儿警示他也无济于事。

在本书的后半部分，安德鲁医生强调了食物的重要性和三餐的意义，同时列举了不同国家和地区的健康美食，这既尊重了一方水土养一方人的理念，也肯定了不同国家和地区饮食的健康指向，还让追求健康的美食家们有更多的选择。

安德鲁医生通过讨论而非宣教的方式、幽默的语言和深入浅出的举例，让读者可以毫不乏味地阅读每一章节的内容。我推荐这本书给我的百万群友们，你们经常问的很多问题都可以从这本书中得到解答。

金锋

东京大学人类学博士

中国科学院教授

肠脑心理学实验室研究员

Prologue
序言

新型燃料
The New Fuel

想象一下,一种新型燃料被研发出来,它可以替代你的汽车所用的汽油。这种新型燃料比汽油便宜得多,而且效果似乎同样出色,汽车的日常性能看上去并未受到影响。唯一的问题是,这种新型燃料的续航时间不如汽油长,不过尽管需要更频繁地加油,但从单位成本来看,它仍然划算得多。这种新型燃料很快就受到了大众的欢迎。

由于这种新型燃料价格低廉,生产商能够向购买者提供额外的奖励。车主每次加油时,都会在加油机旁得到一份让他们开心的小礼物。新型燃料公司巧妙地利用广告暗示了使用新型燃料的其他好处。这些广告很有成效,使用新型燃料的车主们在每次加油时都感到心情愉悦。

除了让车主们在加油时感到心情愉悦,广告还潜移默化地转变了他们的观念,让频繁加油变成一种日常。在广告牌和电视广告画面上，人们每天兴高采烈地前往新型燃料加油站，加油时满脸幸福，这让车主们纷纷效仿，从而改变了自己的加油习惯。如今，每周加一次汽油的做法已不再普遍，取而代之的是每天加点更经济实惠的新型燃料，这成为一种新的日常。为了方便车主们，每隔一段距离就有一家新型燃料加油站……而且借助现代高压泵技术，他们只需短短几秒就能加满油箱。

有些公司推出了汽车改装业务，可以让汽车装载更多的新型燃料。为实现这一目标，他们会在汽车外部加装更大的油箱，但这样同时也把车变得更重。尽管这种改装会增加驾驶的危险性并降低车速，但它依然受到了广泛的欢迎。仅仅几年时间，路上行驶的汽车中就有三分之一进行了这样的改装，这些汽车在外形上看起来比标准车型要大得多。

因此，围绕这种新型燃料，一个全新的产业应运而生。这一产业积极推广新型燃料的使用，打消大众对其安全性的顾虑，改变传统的加油习惯，为汽车提供加装大型油箱的服务。

但是如果你打开汽车的引擎盖，仔细检查其内部构造，你就会发现，这些汽车的设计其实并未考虑要使用这种新型燃料来维持正常运转。新型燃料的使用会对发动机造成损害，导致其功率下降（这意味着，为了维持发动机的正常运转，汽车需要消耗更多的新型燃料）。新型燃料还会从油箱渗入车身，加速车身的腐蚀和生锈，导致汽车过早老化。此外，它还会干扰汽车的电子元件，导致燃油表频繁误报，让车主以为油箱即将空置。使用新型燃料几年后，发动机开始发出噼啪的声响，性能也变得极不稳定。为了容纳更多新型燃料而加装的大型油箱，会进一步加剧驾驶的不稳定性，增加驾驶过程中的安全隐患。最终，汽车提前报废。

新型食品
The New Foods

汽车依赖燃料驱动，同样，人类也需要燃料来维持生命与日常活动。人类的燃料就是食物。近几十年来，市场上涌现出各式各样的新型食品，其中加工食品——主要由糖、精制碳水化合物（如小麦）、植物油以及人工调味剂和色素组成，在人们的营养选择中占据了主导地位。工厂大规模生产这些食品，并通过积极的市场营销策略和色彩鲜艳的包装来吸引消费者。这些食品往往具有成瘾性，为食品行业带来了可观的利润。短期来看，这些食品似乎是安全无害的——人体能够利用它们维持正常运转。就像上文提到的新型燃料一样，这些食品不仅价格低廉，还能带来愉悦感。在广告的推动下，人们可能会增加对这些食品的摄取频率。然而，正如新型燃料会对汽车造成损害一样，这些食品也会对人们的身体造成负面影响，甚至导致严重的功能障碍。

本书将深度剖析人类自身的奥秘，解释我们身边那些美味但具有成瘾性的加工食品是如何对人类的身心健康造成负面影响的。我们将明白，人类的身体其实并不依赖这些食品来维持正常运转；相反，它们会导致身体机能下降、大脑思维混乱。这些食品会激发异常的愉悦感，使得大多数人不得不储存额外的能量（以脂肪的形式）；而对于另一些人来说，这些食品会引发氧化损伤，诱发一系列现代病……换句话说，这些食品会缩短人们的寿命。

一旦明白了这一点，你就会自然而然地希望，实际上是渴望摄取那些维持身体正常运转所真正需要的食物。到了那时，你将不再渴望加工食品。随着你对身体如何利用燃料的认知发生转变，改变饮食习惯就会变得轻而易举。最终，你将全面理解自己的身体（个人的引擎）是如何运转的。

在本书中，我将向你展示如何选择更健康的食物，并为你提供实用的建议和技巧，帮助你将这些健康食物融入自己的日常饮食中，同时，如果你希望减重，这本书也会助你实现目标。如果你深刻理解了这些理念，你的身体将逐渐恢复到原本的健康状态……

Introduction
引言

"知己知彼,百战不殆;不知彼而知己,一胜一负;不知彼,不知己,每战必殆。"

——孙子(Sun Tzu)

阿莱茵海湾医院,阿联酋阿莱茵,2022年1月

Ain Al Khaleej Hospital, Al Ain, UAE, January 2022

结束了漫长的门诊工作,我们沐浴在傍晚的阳光下,一同坐在医院大门外的长椅上休息。医院的设计极具太空时代的奇幻色彩,看起来就像是一个刚刚降落的庞大圆柱状不明飞行物。四周环绕着干净整齐的草坪,草坪的边缘整齐地铺设着黑白相间的石子。医院大门旁是一个色彩斑斓的花坛,迎接着驶入的小汽车和豪华汽车。那扇自动门不停地开开合合,身着白色长袍的阿联酋男士与他们全身包裹着黑色罩袍的妻子们进进出出。

从一大早开始,我们的诊室就迎来了一位接一位的患者——他们在诊室外排起了长队,他们感觉无法掌控自己的体重,因此身

体变得越来越虚弱，心情也变得越来越沮丧。我有一个约旦朋友叫萨梅尔，他也是我的阿拉伯语翻译。在萨梅尔的帮助下，我们一遍又一遍地向患者们解释了最有效的减重方法，包括改变饮食、注射治疗或减重手术（如胃旁路术）。

萨梅尔轻抿了一口浓郁的土耳其咖啡，随后说出一句令我震惊的话："安德鲁博士，你可能不知道，我也曾深受肥胖的困扰，我那时体重有125千克。"接下来，他向我讲述了他是如何逆风翻盘的。他说，他通过了解自己的身体和大脑是如何运转的，从而找到了一种减重方法，并将减重效果维持了数年之久。

萨梅尔现在的体重是70千克，他看起来状态很好——皮肤黝黑，很快乐，也很健康。他每天都会精心挑选一套合身的西装，衬托出他高大修长的身材。他对生活充满的好奇心，以及他对从极度肥胖到成功减重这一转变的积极态度，更使他充满了魅力。他的成功之路与我在第一本书《我们为什么吃（太多）》（*Why We Eat (Too Much)*）中给患者的建议不谋而合。然而，他从来没有读过此书，而是通过多年的尝试，才摸索出如何重新设定自己体重的方法，达到了与胃旁路术（我们一整天都在向阿联酋患者介绍的减重手术）相似的减重效果……而他从未接受过这种手术。

萨梅尔见我对他的故事很感兴趣，便更加细致地讲述起他的体重是如何增加的。年轻时，他居住在约旦，那时还没有太多的垃圾食品可供选择。20岁出头的他，白天上班，傍晚在街头踢足球，然后在日落前回家，享用丰盛的晚餐：美味的烤肉和烤鱼、米饭和扁面包、酸奶和塔博勒沙拉。餐后,他还会品尝一杯咖啡,搭配一些新鲜水果。每天早上,他会喝上一杯浓郁的阿拉伯茶,再配上几颗枣。

26岁那年,萨梅尔搬到了阿联酋,在一家新成立的医院担任手术室的首席技术员。他的生活方式发生了翻天覆地的变化。阿联酋的夏天酷热难耐,使人仿佛置身于火炉之中,因此人们更习惯于待在有空调的公寓里。对萨梅尔而言,那里的傍晚没有足球,也没有家人精心准备的食物。初来乍到,他爱上了那些加工食品——美味的快餐,还有让人感到愉悦、缓解孤独感的甜食。渐渐地,他养成了晚上订外卖的习惯。后来,奈飞(Netflix)公司的崛起,让他在晚上的大多数时间都在沉迷于电视节目中,他手里还不忘拿着零食,边看边吃。就这样,他的体重从80千克增加到90千克、100千克、115千克,最后稳定在125千克。

在接下来的10年里,他一直在节食。他尝试了所有流行的节食方法,他经常挨饿,同时还坚持锻炼。在此期间,他的体重上下波动10~12千克,减掉的体重也总会反弹。正如萨梅尔在谈到他尝试过的一种特殊节食方法时所说的那样,"生酮就像是在气球里呼吸;体重会反反复复地上下波动。"

一天早上,他正在收听当地一家阿拉伯语广播电台,恰好里面正在讨论一个健康小贴士:在醒来时喝一杯热水,加入新鲜柠檬汁,并在接下来的一小时内不吃任何东西。这个建议激起了他的兴趣,因为就在前几天,他的同事也向他提过这种方法,声称能够"融化"脂肪,带来显著的减重效果。他尝试了这种方法,体重果然减轻了。*他终于开始滋养自己，开始关注自己的身体了。

受到这一次小胜利的鼓舞，萨梅尔决定要改变他深夜吃零食的习惯。然而，他深知要改变这一根深蒂固的行为绝非易事，所以他并没有强行戒断消夜这一习惯，而是将甜食和薯片换成一盘切好的胡萝卜片、黄瓜片和切碎的生卷心菜，在上面撒一把盐即可。这样坚持两个月后，他发现自己的体重又有了明显的下降。

最终，他完全戒掉了晚上吃零食的习惯，同时他决定早点睡觉，让身体有时间进行休息和自我修复。他的体重进一步下降至105千克，随后便不再下降。

他接下来的决定无疑是最艰难的。他正确地推断出糖会对他的代谢造成不利影响，于是决定彻底戒糖。"减重就像是一场战争，"他对我说，"你需要运用策略、发挥聪明才智，并深入了解自己的身体，才能在这场战争中取得胜利。"说着，他笑了，"当我决定不再摄入糖的时候，我的朋友嘲笑我，甚至用甜食诱惑我。那时，我很想哭，甚至想把头撞到墙上，但是40天后，我对糖的渴望就消失了。之后，一切变得轻而易举。如果你能坚持40天不摄入糖，你就再也不想它了。然而，这需要极强的意志力。"

当萨梅尔的体重下降到90千克时，又一次遇到了瓶颈。他意识到运动并不能帮助他减重。"在跑步机上跑两个小时所消耗

★ 柠檬汁具有强大的抗氧化作用，同时也会延长他的禁食时间，让他感觉更好，并实现体重减轻。

的卡路里，其实也就相同于喝掉一瓶可口可乐所摄入的卡路里。运动无法实现减重，但对保持肌肉紧实有好处。"

他非常喜欢自己总结出的一个规律：如果食物味道很好，则它可能会对身体造成伤害；相反，如果食物味道更加天然，则它对身体有益。他开始留意各种食物的味道，并开始渴望天然食物，对加工食品失去了兴趣。"如果我面前有一份快餐汉堡，即使这是世界上的最后一份食物，我也会毫不犹豫地拒绝。"他放弃了白米饭，他觉得它会导致体重增加，他用小麦碎取而代之，因为他觉得小麦碎"对胃的负担较轻"。他开始摄取新鲜的食物，每天只吃两顿，而且在睡前两个小时内不吃任何东西。他说："每顿饭都不应该吃得太饱，否则会很想睡觉。"

尽管他意识到剧烈运动不是一种长期的减重策略，但他也深知适度运动的种种好处，他认为适度运动能"唤醒身体，促进代谢，即使是简单的散步对身体也大有好处"。他说，你应该试着"培养一种与沉迷垃圾食品相反的习惯——不仅仅是想摄取健康的食物，还渴望安稳的睡眠和享受运动带来的乐趣"。

他的体重降到了80千克，并在这个水平上稳定了好几个月。在接下来的几周里，在饮食未发生任何变化的情况下，他的身体终于适应了新的生活方式，体重又进一步下降，最终稳定在70千克。在过去的10年里，他成功地将自己的体重控制在70～75千克这一健康范围内。

最让我感兴趣的是，他的生活方式和饮食习惯的改变，其实是在他的思维方式转变——他看待食物和健康的方式改变后才发生的。经历了多年的反复试验和多年的节食失败，萨梅尔终于明白，最关键的胜利在于改变自己的思维方式。他减重成功并不是因为他拥有非凡的意志力（尽管在初期他确实需要一些意志力来戒糖），而是源于他对食物的认知和理解发生了改变。他并不觉得自己在牺牲什么，也没对曾经喜爱的那些食品产生失落感。他现在渴望摄取健康食物，对不健康食品本身的味道及其带来的感觉感到厌恶。"你需要像曾经对垃圾食品上瘾那样，对健康食物上瘾。最终，你的大脑和身体都会感谢你的。"

每次见面，萨梅尔都会与我分享一些饮食方面的建议。他似乎已经找到了一种全新的生活方式，整个人焕然一新，身体状况也随之改善。起初，这确实需要一定的自律，但后面的事情对他来说就变得轻而易举了。"减重就像学习弹吉他一样，"他说，"你练习得越多，就会弹得越好。当事情没有按照预期发展时，千万不要灰心丧气。"

我和萨梅尔的讨论激发了我的灵感，于是我写下了这本书。

一旦你清楚地认识到周围的有毒食品环境是如何影响身心健康的，减重以及永久保持体重就会变得简单许多。当你真正理解大脑和身体对不健康食品的反应机制时，坚持减重会更加容易。那些具有成瘾性的食品是如何影响你的代谢、食欲、行为和习惯的？这些习惯为何难以戒除？在这本书中，我会对当前环境中人体的运转（或运转失常）方式提出全新的理解，此外，我还会提供一份实战指南，明确指导你如何做出健康的生活方式的改变，并坚持下去。

我的上本书收到了许多读者的热烈反馈,他们纷纷表示这本书改变了他们的生活,是帮助他们长期调节体重、达到更健康状态的重要工具。他们将书中的理念融入自己的日常生活,成功减去很多体重(并且保持这种状态)。在亚马逊(Amazon)网站上,该书也收获了诸如"令人惊叹""应该被列在医学生的'教学大纲'上""现代人类健康的罗塞塔石碑"等高度评价。然而,也有一些读者竭尽全力遵循书中的指导,仍发现自己难以摆脱旧有的行为模式。上本书介绍了食物和人体的关系,但没有解释人类大脑是如何不断寻求轻松、熟悉、令人愉悦的回路的,而这往往会对人们的健康造成损害。在这本书里,我将深入揭示全新的且至关重要的大脑和身体科学,向你展示如何通过调节身体、重塑思维方式来实现永久减重。

自上本书出版以来,科学家们在理解大脑决策机制方面取得了巨大进展,包括奖赏回路如何在大脑中留下永久印记,以及这些回路如何驱动那些习惯性的、无意识的行为。此外,我们还知晓了提示或提醒是如何触发特定行为的:如果我们采取某种行动,就会得到奖赏,从而产生一种愉悦感。除了食品健康领域,智能手机的频繁使用也是一个生动的例子。每当手机上出现一条好消息或者一个有趣的视频时,我们的大脑就会被触发,从而产生愉悦感(一种多巴胺刺激)。因此,许多人(可能是大多数人)频繁地查看手机,看看是否有信息或视频。我惊讶地发现,在公共场所,大多数人都在盯着手机看,寻找愉悦感的触发因素。有时,我也会发现自己像个僵尸一样盯着手机屏幕,陷入一种习惯循环中。在这本书中，我们将探讨加工食品是如何刺激这种愉悦中枢的，以及它们又是如何导致不健康的行为习惯形成的。我们将了解我们的习惯循环是如何被食品行业利用来获利的，以及这给我们的健康和幸福带来的负面影响。

这本书将探索和解释我们的决策机制，不健康的行为习惯是如何形成的，更重要的是如何用更健康的行为来取代它们。我们将深入研究成瘾性——如何识别它们，以及如何克服它们。环境中的触发因素——提示或提醒，是该领域的一个重要方面，它会让我们的大脑渴望某种奖赏并采取行动。本书将研究食品公司是如何将食品设计得像毒品一样，给我们带来短暂的快感，并且通过精心策划的广告和巧妙的市场营销，在我们的生活中布下触发因素（或陷阱）的。通过了解这些陷阱的本质、设置的目的，以及落入这些陷阱的健康危害，我们能更好地应对层出不穷的诱惑。这些知识将带来一种全新的视角和理解——一种身份的转变，促使我们产生对健康饮食模式的自然渴望。本书会为你提供一种工具，让你像萨梅尔那样对加工食品产生厌恶，这样，改变就不需要依靠意志力了。

本书还讲述了在掌握这些知识之后应如何进行改变：如何改变不健康的行为习惯，如何应对渴望，以及如何在不依赖食物或药物的情况下找到放松的方式。本书将明确指出哪些食物应该尽量避免，而哪些食物值得细细品味。希望到那时，你对食物的理解将使得这一切变得十分容易。

在上本书的读者反馈中，有一个普遍反映的问题是指导性不够强。很多读者表示，他们希望得到更具体的食谱和饮食计划。在本书最后一章"全球厨房"中，我邀请了多位厨师，挑选出一系列营养丰富的早餐、午餐和晚餐食谱，丰富读者的选择。

最后，我想强调，这不仅仅是一本体重管理的书。我们知道，现代食品不仅会导致肥胖（影响约四分之一的人口），也会导致许多其他疾病，而这些疾病在仍然保持传统饮食文化的地区并不常见。许多自身免疫性疾病、炎症性疾病和过敏性疾病都是由现代饮食环境直接引起的。通过改变你的饮食习惯和生活方式，你将保护自己免受这些疾病的侵扰。

正如孙子在《孙子兵法》中写道：知己知彼，百战不殆。读了本书之后，你会了解自己的身体和大脑是如何运转的，你将正确理解自己是如何受现代食品和现代饮食环境影响的。你不应该害怕或怀疑结果。

Contents
目录

PART 1

BODY

HOW WE ADJUST TO MODERN FOOD

第1部分
身体：我们如何适应现代食品

第1章　饮食课堂：了解体重控制 / 002
　　　　Diet School: Understanding Weight Control

第2章　现代化厨房：了解我们的饮食环境 / 031
　　　　The Modern Kitchen: Understanding Our Eating Environment

第3章　超加工食品：什么是超加工食品及其如何影响我们的健康？/ 059
　　　　The Ultras: What Is Inside Ultra-Processed Foods and How Do They Affect Our Health?

第4章　重要的不是食物中的卡路里，而是卡路里的来源食物：食物中的体重增加信号 / 075
　　　　It's Not the Calories in the Food, It's the Food in the Calories: Explaining the Weight-Gain Signals in Food

第5章　植物医学 / 093
　　　　Plant Medicine

第6章　运动 / 104
　　　　On Exercise

PART 2

MIND

HOW
OUR
BRAINS
HANDLE
MODERN
FOOD

第2部分
大脑：我们的大脑如何处理现代食品

第7章　你是谁？了解无意识行为——习惯与奖赏 / 118
　　　　Who Are You? Understanding Unconscious Behaviour –Habits and Reward

第8章　警惕周围环境：环境如何塑造我们 / 137
　　　　Beware of Your Surroundings: How Our Environment Makes Us Who We Are

PART 3

BALANCE

HOW TO
CHANGE
YOUR
HABITS
AND
IMPROVE
YOUR
HEALTH

第3部分
平衡：如何改变你的习惯并改善你的健康

第9章　改变和控制 / 148
　　　　Change and Control

第 10 章　烹饪课堂 / 179
Cookery School

第 11 章　最后重申：为什么食物很重要 / 205
Last Orders: Why Food Matters

第 12 章　全球厨房 / 211
Global Kitchen

BONUS CHAPTER

附赠章节

第 13 章　减肥药物的起起落落（以及再次兴起）——如何通过 GLP-1 药物改变不健康的习惯与成瘾行为 / 232
The Ups and Downs (and Ups Again) of Weight-Loss Drugs How to Use GLP-1 Drugs to Change Unhealthy Habits and Addictions

附录 / 249
Appendix

致谢 / 257
Acknowledgements

PART 1

BODY:

HOW
WE
ADJUST
TO
MODERN
FOOD

第 1 部分

身体：
我们如何适应现代食品

第1章
饮食课堂：了解体重控制

> **CHAPTER 1**
> **Diet School:**
> Understanding
> Weight Control

10号手术室，伦敦大学学院医院，2023年1月
Operating Theatre 10, University College London Hospital, January 2023

约翰逊先生的体重约为150千克。他坦言他的体型一直都比较大，他曾多次寻求膳食专家、营养师、健身教练和生活教练的帮助，但体重始终无法减轻。最近他被诊断出患有糖尿病，于是他决定转诊至我所在的伦敦大学学院医院的减重外科进行治疗。他半裸着身体，接受全面的术前准备工作。

在注射了箭毒（一种古老的植物毒素，亚马孙猎人会将其涂抹在吹箭上）后，他的全身肌肉进入麻痹状态。由于肌肉麻痹，患者无法自主呼吸，我们将他的喉管与呼吸机连接起来。呼吸机工作时风箱发出的声音，对于我的朋友，也是我们的麻醉师温特来说，成了一种令人安心的背景音乐。为了消除患者对手术过程中的任何记忆，温特给他注射了一种催眠药（hypnotic）。此外，她还给患者注射了大剂量吗啡，预防术后疼痛。

他平躺在手术台上，双臂展开，双腿分开。这让我联想到了列奥纳多·达·芬奇（Leonardo da Vinci）著名的素描作品《维特鲁威人》(Vitruvian Man)，只不过这次的主角是一位体型庞大的现代人。手术室的医护人员用柔软的绉布绷带将患者的手臂和腿固定在手术台的延伸架上，我站在他的双腿之间，拿起手术台的遥控器，按下"头高脚低位"的按钮。随着一阵嗡嗡声，手术台缓缓旋转，约翰逊先生被抬至45度角，他的身体正面朝向我。手术台上有一只金属臂，金属臂上连接着一个大型电视监视器，金属臂来回摆动，将监视器摆放在我的视线下方大约一米远的位置，方便我观看。

我们的高级手术助理护士丽丝推着一辆装满手术刀、手术夹、导管和导线的手推车进来，把它放在约翰逊先生的身体旁边。随后，她在他那圆润的腹部上涂抹橘黄色的皮肤消毒剂。随着手术灯的亮起，整个区域都变得明亮，丽丝在约翰逊先生的身体和腿部铺盖上绿色的无菌铺巾，只剩下腹部橘黄色的正方形区域留在光亮之下。现在，是时候开始集中精力进行手术了。我走到洗手池边洗手消毒。

我穿戴整齐，一切准备就绪。我站在约翰逊先生的双腿之间，手里拿着一把锋利的手术刀，慢慢靠近他腹部的皮肤。"可以开始了吗，温特？"我问道。得到她的点头示意后，我用手术刀在约翰逊先生的皮肤上切开了一道12毫米长的切口，随即伤口流出了健康的鲜红色血液。"请给我一个套管针。"丽丝递给我一根透明的塑料导管，一端尖锐，形似用钝的铅笔尖。我将一个薄薄的手术镜头（通过数字摄像头将手术图像传输到电视监视器上的仪器）放入塑料导管中，然后利用套管针的尖端，进入我之前在约翰逊先生腹部切开的伤口。通过电视监视器，我清晰地看到我们已经到达了他皮肤下的黄色脂肪层。接下来，我小心翼翼地用这个铅笔尖般的套管针在他的整个腹壁上戳来戳去，然后用尽全力转动并将套管针深深地刺入组织内。如果他没有签署知情同意书同意我这样做，这将会构成刑事袭击。但实际上，这一过程是安全的，且严格受控制的，当套管针进入他的腹部时，通过屏幕，我能清晰地观察到每一层结构：腹壁—脂肪—筋膜—肌肉—脂肪。

我为约翰逊先生实施的这台手术，将彻底改变他的人生。在我切除他大部分胃的一年后，他的体重预计将降至90千克左右，糖尿病也会随之消失，他将不会再感到饥饿，也不会再渴望不健康的食物，他的自尊心和生活质量将得到极大程度的提升。

我在他的皮肤上又划开了4道小切口，并用4根套管针刺穿了他的腹壁。接着，通过其中一个套管针，我插入了一根导管，将二氧化碳气体泵入他的腹内。随着气体进入约翰逊先生的腹腔，他的腹部向外膨起，宛如一位足月的孕妇，内部的气体为我们创造了空间，使我们可以清晰地观察到他的器官，也使手术得以顺利进行。随后，手术灯灭了，手术室瞬间变暗，宛如电影院一样；整间手术室内，唯有约翰逊先生体内数字高清图像在电视监视器上发出光亮，手术室里鸦雀无声，只剩下心脏监护仪的嘟嘟声。

今天，我们的手术室迎来了观众——两位年轻的医学生，从约翰逊先生被推进手术室的那一刻起，他们观摩了手术全程。距离我自己的学生时代已经过去半生了，但我知道他们此时一定是既兴奋又害怕。我想确保他们能在这次观摩中学到东西。我先把摄像头对准了约翰逊先生那颗充血的紫色肝脏。"有20%的肥胖者，他们的肝脏会呈现这样的状态。这是由于他们体内的脂肪和糖储存过多，未来可能会引发炎症，甚至导致肝硬化。"接着，我把摄像头转向了大网膜——像围裙一样覆盖在大肠上的黄色脂肪组织，它闪着油光，有发炎的迹象。随后，我又指向了颜色变深、仿佛随时可能因血管压力而爆炸的脾脏，还有他那异常庞大的粉红色的胃。

"我们现在进行的手术叫作袖状胃切除术，"我向学生们解释道，"基本上，我们要切除他的胃的三分之二到四分之三左右。"当我指着屏幕上即将被切除的庞大的胃时，他们都死死盯着屏幕。"胃的容量将从原本相当于一个哈密瓜的大小，缩小到与一根香蕉差不多，*从原来的2升容量减少到200～300毫升……但我想问你们的是，这个人为什么要做这个手术？他为什么不能通过节食和增加运动量来减重呢？"

"也许他尝试过节食减重，但缺乏意志力。"一个同学回答道。"是不是他对某些食物成瘾？"另一个同学回答。

★ 医生通常会用常见的水果大小来描述肿块、囊肿或器官的大小，如葡萄、李子、橘子、橙子和甜瓜。偶尔会有一些爱运动的外科医生用球类来做比较，例如高尔夫球、网球等。

瘦素——脂肪激素

Leptin – The Fat Hormone

"难道你们在医学院的课程中没有学过瘦素（leptin）吗？"我问道。沉默了许久之后，一个学生回答："哦，对，我记得有一节课提到过。它来自脂肪细胞，会影响人的食欲，但我们只学了这些基础内容。"我轻轻摇了摇头——医学院并没有向学生解释肥胖这个问题。

我开始利用超声凝血刀分离约翰逊先生的胃外缘与周围的脂肪和血管，这种器械的钳子会以每秒55000次的速度震动，高效切割胃部组织，其过程产生热量、导致断面热损伤并实现良好的凝血效果，防止钳夹中的血管出血。随着组织被利落地切开，脂肪蒸发形成的烟雾开始遮挡我的视线，于是我打开了排烟阀。

"瘦素是体重的主控制器，当瘦素不能正常发挥作用时，人们便无法控制自己的体重，无论尝试什么方法。瘦素是一种来自脂肪的激素，一个人体内脂肪越多，血液中的瘦素水平就越高。"我用手指轻轻捏起约翰逊先生的腹部脂肪进行演示。"这个人体内的脂肪很多，因此体内会有很多瘦素。瘦素是一种可以阻止人变得太胖或太瘦的激素。血液中的瘦素含量是一种信号，可以被传递给大脑中控制体重的部分——下丘脑（hypothalamus）。下丘脑控制着我们的饥饿感和饱腹感。你还记得吃完一顿大餐后的那种感觉吗？吃完饭后三个小时，即使胃已经空了,你是不是仍然有一种饱腹感?这种饱腹感就来自你的下丘脑。你忙得一整天都没吃东西,到了晚上饿得什么都想吃,这又是一种什么感觉呢?这种感觉,即行动和进食的信号,也来自下丘脑。激素非常擅长提醒我们该做些什么。"

"所以,当体内一切正常时,下丘脑会察觉到体重增加。它能感知到血液中的瘦素水平增加,并通过增加饱腹感、降低食欲来做出反应。这种反应会让你自然而然地减少食量,让你在不知不觉中减掉增加的体重,直到瘦素水平恢复正常。瘦素就是大脑接收到的信号,告诉大脑人体内储存了多少脂肪——未来可以利用多少能量。它的作用就像是汽车仪表盘上的燃油表。当燃油表指针满格时,你对加油毫无兴趣,一旦燃油表接近空置,你就会想把油箱加满。"

燃油表损坏——瘦素抵抗
The Broken Gas Tank Meter – Leptin Resistance

"既然瘦素在抑制食欲和控制体重方面的表现如此出色,那么约翰逊先生体内这一信号究竟出现了什么状况呢?如果我们检测他的瘦素水平,结果应该会很高。"我暂停手中的胃分离操作,抬头望向学生们,此时我正在处理连接胃与脾的那根细小的胃血管,就快要达到胃顶部。学生们似乎被这个问题难住了……然后一个学生说,瘦素信号可能被某种方式阻断了。

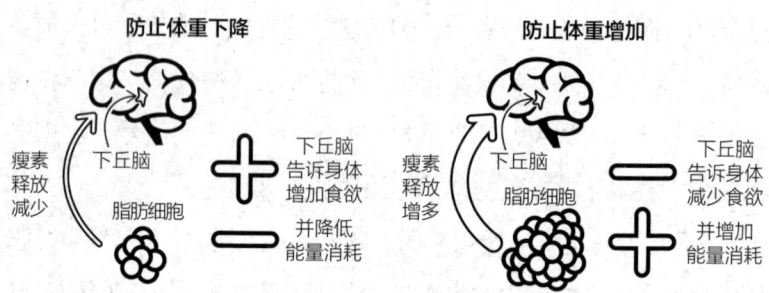

图1 瘦素确保体重控制正常

"没错!你离正确答案很近了。约翰逊先生患有一种叫作瘦素抵抗(leptin resistance)的疾病。他的血液中含有大量瘦素,但大脑却无法感知。它们被隐藏起来了。罪魁祸首就是胰岛素(insulin)。★ 瘦素和胰岛素在下丘脑内的信号通路重叠。如果胰岛素水平较高,那么胰岛素就会抢占下丘脑中本应由瘦素激活的受体,从而阻断瘦素的信号传递。约翰逊先生有典型的西方饮食习惯,饮食中含有大量的糖和精制碳水化合物(糖的前体)。此外,两餐之间他还会吃些零食。大量的糖和零食会导致大量胰岛素产生,而胰岛素会阻断瘦素信号的传递。"

"这仅仅是阻断瘦素信号传递的一种方式。"我指着电视监视器,将学生们的注意力引向约翰逊先生胃部那块异常油亮的脂肪。"你们看,这块脂肪不太正常——它过于湿润,且伴有炎

★ 胰岛素是一种由胰腺分泌的激素,用来应对血液中的葡萄糖(糖)水平升高。食用含有大量糖或精制碳水化合物(意大利面、面包、蛋糕)的食物后,人体血液中的葡萄糖水平升高。胰岛素的作用是引导血液中的葡萄糖进入脂肪细胞(以及肝脏和肌肉),以能量的形式储存起来,以备将来使用。

症,这种炎症正是由肥胖引起的。这种脂肪炎症会向血液中释放一种被称为TNF-α(肿瘤坏死因子-α)的化学物质。TNF-α会直接作用于大脑中的下丘脑,导致其发炎,进而阻断瘦素信号的传递。"

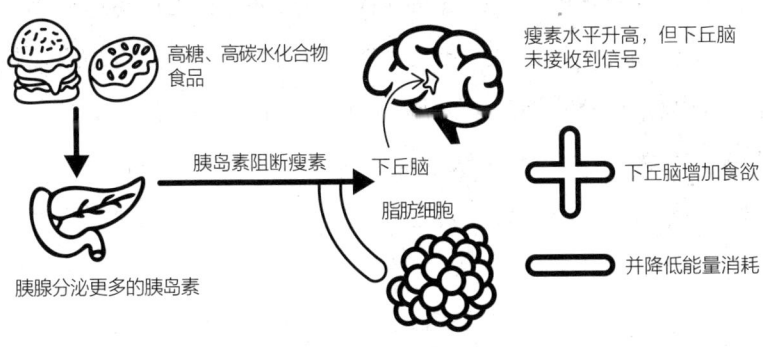

图2 糖导致体重增加失控

我完成了胃分离操作。现在约翰逊先生的胃已经充分游离,可以开始进行切割了。

瘦素抵抗=肥胖症
Leptin Resistance = The Disease Obesity

"所以,约翰逊先生发生了瘦素抵抗,我将其称为肥胖症(disease obesity)。他体内脂肪堆积过多,因此瘦素水平也很高。但由于他的饮食结构,胰岛素阻断了瘦素的信号传递。他体内储存的脂肪越来越多,导致脂肪炎症和下丘脑的炎症,这进一步阻断了瘦素的信号传递。他的下丘脑无法感知瘦素水平的升高,因此无法察觉自己的身体已经储存了过多的脂肪。恰恰相反,他的大脑接收到的信号是瘦素不足,从而错误地认为他的脂肪储存不足。"

"大多数肥胖患者接收到的信号都是摄取更多的食物。他们的食欲一直都很旺盛。在公共场合吃得太多会让他们感到尴尬,所以他们通常会在私下里暴饮暴食。由于医生和社会对导致肥胖的化学物质通路普遍缺乏了解,肥胖患者常常会因为食量过大而自责,认为自己是个贪吃的人。此外,下丘脑会对脂肪储存不足这一信号做出反应,启动能量储存模式。大脑会降低他们的代谢速率,让他们感到疲惫和虚弱。"

> 了解瘦素抵抗对于控制体重至关重要。持续减重不是计算卡路里(我们知道低卡饮食并非长久之计),而是改变饮食习惯,从而恢复正常的体重调节系统。如果你能做到这一点,你的体重自然会恢复到更健康的水平,而且无须忍受饥饿的煎熬,也不必因为错过美食而感到不悦。

我解释说,瘦素的作用就像是汽车里的燃油表。想象一下,你在高速公路上开车,突然发现燃油表在闪烁,提示油量不足。这时,你会立即开始寻找加油站(在瘦素抵抗的情况下,你会感到饥饿),你可能非常担心燃料在加油之前就会耗尽,因此开始放慢车速以节省燃料(在瘦素抵抗的情况下,你会感到疲劳)。当你到达加油站开始加油时,你会发现你的油箱其实是满的,原来是燃油表出了故障（在瘦素抵抗的情况下，我们无法发现这种"故障"）。加油站有自动停止加油的功能以防止过度加油，但是瘦素抵抗没有。低瘦素信号非常真实，尽管你已经以脂肪形式储存了足够的能量，你仍然会继续补充能量，吃得越来越多，似乎永远无法满足食欲……导致体重进一步不受控制地增加。

> **瘦　　素**
>
> 　　瘦素是一种激素，它通过向大脑传递你储存了多少能量来控制你的体重。血液中胰岛素过高会阻断瘦素信号。如果你的饮食导致体内胰岛素水平升高，那么你的身体就会错误地解读瘦素信号，将其误以为低信号，促使你摄入过多的卡路里，导致体重增加。摄入过多的糖、富含精制碳水化合物的食物（如小麦），以及过量的植物油，都会导致胰岛素水平升高。这些食物之所以会导致体重增加，并不是因为它们的卡路里过高，而是因为它们扰乱了人体内正常的体重控制信号。

"约翰逊先生的体重超过146千克，他食欲旺盛，而且总是感觉很疲惫。"我对学生们说，"因为我们对肥胖的传统理解过于简单，所以往往将他的肥胖归咎于性格缺陷，如贪吃和懒惰。但实际上，真正的问题是，他接触的西方饮食和零食文化扰乱了他身体正常的控制脂肪储存的能力。他摄取的食物导致了他的肥胖——瘦素抵抗，或者我所说的肥胖症——进而导致食欲旺盛和疲劳的症状。因此，约翰逊先生会增加能量的摄入，降低能量的消耗，导致体重增长，失去控制。这就是肥胖的真相——人们将肥胖归咎于个人的贪吃和懒惰，但这些其实是肥胖所导致的行为。这些都是症状，不是原因，就像感冒的症状是咳嗽和发烧一样。"

现在是时候将约翰逊先生的胃部分切除了。我指示温特将一根与吸管粗细相仿的导管插入他的口腔，顺着食管（食道）进入他的胃。当导管穿过整个胃时，我用手术钳将导管拉直。我将使用这根导管引导我到切除位置，并帮助我校准新胃的大小。

"请把吻合器递给我。"我目光紧锁在电视监视器上的胃部图像上，丽丝直接将吻合器的手柄递到我的手中。当我通过套管针把细长的吻合器插入约翰逊先生的腹部时，它立刻出现在屏幕上。我打开吻合器的鳄鱼状钳口，小心地将它放在胃的下端，确保其与校准导管的距离恰到好处。钳口闭合，我扣动电池驱动的吻合器的自动扳机，吻合器和刀片同时旋转，精准地切开胃部，并用一排细小的钛钉将切口紧密钉合。我又整齐地射打了几颗吻合钉，直至到达胃顶部，接近食管的位置。最后一次钉射将胃分为两部分——保留下来的小管状新胃和被切除的大部分旧胃。由于缺乏血液供应，这部分旧胃已经因为缺氧而变成了暗蓝色。

学生们目不转睛地盯着屏幕，聚精会神地听着我讲解约翰逊先生陷入当前困境的原因——瘦素抵抗。"但是，如果他被迫少吃，被迫锻炼，体重就会减轻，不是吗？"其中一个同学问道。

"是的，当然。"我说，"但是，在他减重的过程中，他的身体会一直与这一行为做斗争。有一种名为饥饿激素（ghrelin）的食欲调节激素来自胃的这一部分，"我指了指刚刚分离的胃上部，"这种激素水平会显著升高，并向下丘脑发送信号，引起强烈的食欲和觅食行为。这种激素可以影响个体的行为，让人们摄取更多的食物，阻止体重减轻，而且这些信号非常强大，难以抵抗。这就是为什么大多数通过节食减重的人最终都难以长期坚持下去。如果将约翰逊先生关起来，让他无法获得食物，那他不得不忍受这些感觉，实现持续减重。但他的代谢会崩溃，这意味着他会感到异常的疲惫和虚弱，因为他的身体会竭尽全力地储存尽可能多的能量。一旦他回到正常的饮食环境，这种饥饿信号就会驱使他疯狂进食，直至恢复之前减掉的体重。这就是大多数人描述节食经历时所发生的事情。"

现在是时候测试一下用来缝合的吻合钉是否牢固了。保留下来的胃看起来就像是一个狭窄的圆柱体，*我让温特通过导管向新胃里注入蓝色液体，以便观察是否有任何泄漏。新胃完好无损，没有漏液。

我接着说："约翰逊先生和所有肥胖患者的问题在于，他们的体重是他们的大脑认为的健康体重。这被称为他们的体重设定点（weight set-point）。"

★ 这种手术被称为袖状胃切除术（sleeve gastrectomy），因为切除后，胃部就像袖子一样。

你的体重设定

Your Own Weight Setting

"每个人都有自己的体重设定点,"我告诉学生们,"这是你的大脑希望你保持的体重。如果你足够幸运,你的体重设定点会落在正常范围内。当你因为过度放纵而体重增加时,你的大脑会通过发出饱腹信号来阻止你过量进食。当你因为生病而体重减轻时,你的大脑会通过增强食欲来确保你的体重恢复。通过这样做,你的大脑可以确保你常年保持健康体重,而不必过多地考虑卡路里摄入。你的大脑会自动计算是否需要身体储存更多能量,或者是否需要你停止进食并消耗能量——就像你的大脑会根据你是否脱水来调节口渴感,告诉你该喝多少水一样。"

我进一步解释说,如果你的体重设定点落在超重或肥胖范围内,问题就会随之而来。★"在这种情况下,单纯通过限制卡路里摄入和增加运动来减重的所有方法最终都会失败。因为你的大脑会持续抵抗由节食所带来的体重减轻,它认为将你的体重维持在体重设定点对你来说更加安全。"

★ 医生会使用一种叫作身体质量指数(BMI)的计算方法来判断你属于正常体重、超重还是肥胖。BMI是你的体重(以千克为单位)除以身高(以米为单位)的平方(kg/m^2)。BMI为18~25表示体重正常,BMI为25~30表示超重,BMI大于30表示肥胖。需要注意的是,BMI的计算是以中等身材的人为基准的。肌肉发达的健美运动员由于肌肉重量,其BMI可能会很高。(译者注:本书的BMI是针对欧美人而言的,不同地域、不同人种的BMI标准会有所差异。)

体重设定点

你的大脑会将你的体重控制在预先设定的体重设定点上。如果你的体重减轻,大脑会通过降低代谢(能量消耗)和增强食欲将体重拉回到设定点水平。这些机制非常强大,如果你试图通过节食来强行减轻体重,你的大脑最终一定会在这场较量中赢得胜利。

你的体重设定点取决于遗传与环境。

遗传:如果家人肥胖,你出现肥胖的可能性会更高。

到于环境,它包括:

- 饮食
  - 糖和精制碳水化合物会使胰岛素水平升高,从而阻断瘦素体重控制信号
  - 果糖★
  - 植物油★
- 压力(皮质醇,cortisol)——胰岛素水平升高、食欲增强
- 睡眠(褪黑素,melatonin)——影响皮质醇和食欲
- 既往节食——如果未来再次节食,向大脑发出储存额外能量(脂肪)的信号

★ 第4章解释了植物油和果糖(水果中的糖)如何提高体重设定点的机制。

我让学生们把节食想象成一场拔河比赛。一边是体重减轻团队，包括节食（减少卡路里）和去健身房（增加活动量）；另一边是体重恢复团队，包括降低代谢（所以你不会消耗那么多能量）、增加饥饿感和减少饱腹感。"如果你试图通过传统的节食和运动来使体重减轻，远离体重设定点，那么最终一定会是体重恢复团队赢得胜利。"

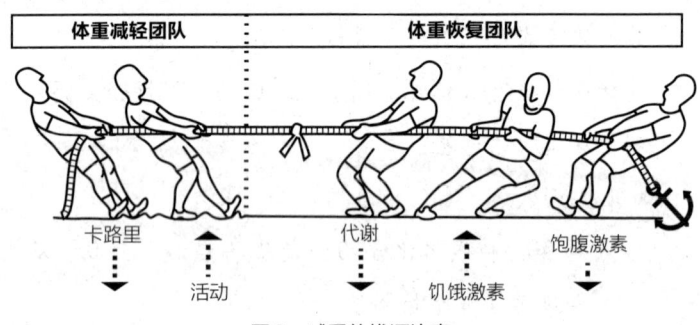

图3　减重的拔河比赛

学生们对肥胖的这种解释很感兴趣。"一个人的体重设定点最初是如何决定的？"他们问。

"这是由你的基因和当前的环境共同决定的，"我说，"环境是指你摄入的食物类型、压力水平和睡眠模式等。"

你的家庭
Your Family

遗传起着重要的作用。事实上，它在个人体重设定点中的作用约占70%。有很多关于在不同家庭中长大的同卵双胞胎的研究。当他们成年后，比较他们的体重，所有这些研究都发现，基因对体重的影响占比约为70%。正如你所料想的那样，当我在门诊看病时，患者往往会与肥胖的亲戚结伴而来。我们知道，如果你天生苗条，你可能来自一个有这种特征的家庭。

减重平台期

我从许多接受过减重手术的病人那里观察到一个有趣的现象，即他们的体重停滞不前。他们的体重可能会在数周或数月内迅速下降，随后体重就到达了平台期。这个平台期可能会持续几周，直到突然发现体重又开始下降了。在减重过程中，可能会出现多次这样的平台期。同样，单纯通过节食减重的人也会出现这样的平台期。我认为，这种台阶式的减重现象反映了身体内体重减轻团队和体重恢复团队之间的持续斗争（如图3所示）。当体重下降停止并趋于平稳时，两队的拉力相等，处于僵持状态。但是，如果体重减轻团队继续努力（例如通过手术带来强大变化），最终下丘脑会做出一个决策——再减掉一些体重，达到一个新平衡。体重减轻，则身体需要的能量减少，这意味着可以储存一些备用能量用于更重要的功能，例如确保免疫防御系统完好无损。

现代食品
Modern Food

如果你的体重设定点较高,即落于超重或肥胖范围内,这很可能是由于你的基因与你所处的饮食环境共同导致的。我们知道,在那些西方饮食国家,肥胖率很高。★ 而在那些非西方饮食的国家,肥胖率则很低。对于有肥胖遗传倾向的个体,如果他们不生活在西方饮食国家或地区,如亚洲或非洲,那么他们很可能保持正常体重。然而,如果他们生活在一个西方饮食国家,或者突然搬到一个西方饮食国家,同时接触到西方的零食文化,那么他们很可能会开始出现瘦素抵抗,从而导致体重设定点上升。

不良环境
Bad Environment

不仅仅是西餐会导致体重设定点上升。周围环境中的其他因素和生活方式都会影响体重设定点。这些因素包括压力和睡眠不佳。压力会使血液中的皮质醇激素水平升高。皮质醇会引起生存压力反应,增强食欲,提高血糖水平。于是,体内会产生更多的

★ 西方饮食起源于美国,并已在全球范围内广泛传播。它包括加工食品(工厂里生产,添加大量人工调味剂、色素和防腐剂)、快餐(外卖食品,含有大量精制碳水化合物,用植物油烹制)、甜碳酸饮料(可乐)和果汁,以及甜食(糖)和美味(植物油)零食。西方饮食中含有大量的糖、果糖和炎性植物油——所有这些因素都可能引发瘦素抵抗,导致肥胖。

胰岛素，胰岛素阻断大脑中的瘦素信号通路，引发瘦素抵抗，最终导致体重设定点上升以及随后的体重增加，这是因为大脑会指示你的身体通过摄取更多的食物和消耗更少的能量来达到新的更高的体重设定点。

缺少黑暗环境
Deficiency of Darkness

许多生活在现代城市的人都睡眠不足，这也会使一个人的体重设定点上升。褪黑素是由眼睛后方微小的松果体产生的一种激素，是对光线减少的一种反应。黄昏时，褪黑素可以促进睡意，有助于健康睡眠。不幸的是，如果你生活的环境中有大量人造光，体内就不会大量释放褪黑素，也就无法促进睡眠。我们的现代照明和城市的24小时灯火通明导致我们相对缺少黑暗环境，因此缺乏褪黑素。

褪黑素还具有减轻压力和降低皮质醇水平的作用。如果褪黑素缺乏（因为缺少黑暗环境），皮质醇水平会升高，胰岛素水平也会升高，再次阻断大脑中的瘦素信号通路；由于大脑无法识别瘦素信号，体重设定点会上升，随后体重增加。这就是为什么在开始轮班工作后，尤其是夜班工作之后，体重通常会增加的原因。

现在是时候把切除的胃部组织移除了。"开灯！"我向我的团队喊道，头顶上的灯光再次照亮了约翰逊先生的腹部皮肤。我取出了他腹内的套管针，用一把看起来与厨房用剪刀无异的剪刀，剪开皮肤和腹壁上原本狭窄的切口。对学生来说，这是手术中最令人兴奋的部分。

"岳母钳！"★我说。然后丽丝递给我一根长杆状的抓钳，上面有锋利的齿，用来钳住胃。我把抓钳从我刚刚剪开的切口送进约翰逊先生的身体，小心翼翼地把手指放在切口处，阻止腹部气体逸出，从而保留观察腹部的空间，然后钳住胃。首先将胃最窄的部分拉出切口，随后轻轻地拉出整块组织，学生们终于可以直接看到胃真实的样子了。

随着一股气体喷出，胃部组织被取出体外，丽丝把它放在准备好的肾形盘上。此时，它的颜色已经变得暗紫，如果充气的话，它看起来会像一只巨大的虾。"请戴上手套，用剪刀把胃剪开。"我指示其中一名学生。毫无疑问，这将成为他本周向家人和朋友炫耀的一大话题。

当学生激动地剪开胃壁那层厚厚的肌肉时，我向他们详细解释了这项手术将如何帮助约翰逊先生。他大约70%的胃都被切除，从而使胃容量下降。这就意味着他无法再摄取过多的食物，从而减轻体重。"在通常情况下，身体会通过增强食欲和鼓励觅食行为来应对这种情况，"我说，"但这项手术终止了饥饿信号。被切除的胃通过分泌一种特殊的激素（饥饿激素）产生饥饿感。一旦这部分胃被切除，食欲也基本消失了，这使得体重恢复团队失去了一个关键成员。这一次，体重减轻团队才是赢家。"

★ "岳母钳"是爪形抓钳的常用昵称，因其外形可怕而得名。在手术室里，老式的幽默仍然深入人心。

手术结束了。我让费萨尔用缝线缝合皮肤,他是一名助理外科医生,是我的得力助手。然后,我将手套和手术衣扔进"医疗"垃圾桶,准备稍后焚烧。学生们已经解剖完了约翰逊先生的胃,我再次吸引了他们的注意力。

保险政策(针对未来饮食)
Insurance Policy(Against Future Diets)

"我之前提过,当人试图通过节食减重时,体内就会发生一场拔河比赛。这场比赛往往最终由体重恢复团队——低代谢、高食欲、低饱腹感,赢得胜利。但是,当你在门诊与患者交谈时,他们通常会说,他们的体重不仅反弹了,甚至比节食前更重。这是因为大脑感知到不利的环境,它感知到节食所引起的卡路里限制,并推算这种情况可能会再次发生。"

然后我解释道,在原始人时代,这可能是因为之前曾发生过食物短缺的情况,所以大脑会进行计算,它希望身体储存更多的能量(脂肪)以应对未来再次出现的食物短缺情况。在现代社会,我们很幸运地生活在一个食物充足的时代,但当人们经常节食时,大脑会发出同样的信号。

"对于大脑来说,节食就等同于饥荒,它无法区分两者。结果是:作为应对未来食物短缺的保险政策,大脑会将体重设定点上调,体重随之增加。因此,低卡路里节食对减肥而言是适得其反的。大多数最终来到减肥外科门诊就诊的患者已经尝试了数年甚至几十年的低卡饮食，并最终得出这样的结论：通过低卡节食来减重是行不通的。他们尝试了各种方法，但每次都以失败告终。这时，他们就会考虑接受减重手术。"

"那么，如果低卡饮食不起作用，减重的最佳方法是什么呢？"温特问。

体重锚点
The Weight Anchor

我让他们把人的体重设定点想象为船上的锚。"船可以试图驶离锚点，但最终总是会停下来。你可能十分幸运，你的锚点恰好落在海洋的'正常体重'区域，但是如果你的锚点落在海洋的'肥胖'区域，那么试图用力逃离那个区域是行不通的。想象一下，锚是用有弹性的绳子系在船上的。你越努力离开锚点，绳子拉伸得就越厉害，锚的拉力就越大。如果你通过节食和锻炼来减轻体重，就会发生这种情况。你付出的努力越多，最终就会越强力地被拉回到肥胖水域。"

移动体重锚点
Moving Your Weight Anchor

"但是，"我继续说，"如果你明白大脑如何计算你的理想体重，也就是体重设定点，那么你就无须用力离开锚点，即通过节食和运动。你可以通过改变大脑感知到的一些标准,将锚点移动至不同的水域。"

一种可以移动体重锚点的方法就是改变饮食选择。"与减少卡路里摄入不同,如果你改变摄入的食物类型,远离那些会阻断瘦素信号的食物,转向那些没有肥胖问题的地区消费的食物,这样就可以在一定程度上改变体重锚点的位置。我们知道,戒糖或超低碳水化合物饮食有助于人们减重。但是由于人们将卡路里视为体重的终极决定因素,因此他们认为在这类饮食变化中,体重减轻的原因是他们摄入的卡路里减少了。事实并非如此。当人们戒糖或减少碳水化合物摄入时,体重减轻的原因是他们不再需要产生那么多的胰岛素。胰岛素减少后,瘦素信号不再被阻断,瘦素的正常作用得以恢复,即通过降低食欲来阻止体重增加。通过改变行为,不再食用这些食物,在某种程度上,你的船只就已经从肥胖水域起锚,驶向健康体重水域,然后在那里重新抛下锚。你可能还没有到达健康体重水域,但你确实已经处于更加健康的水域了。"

"那么,如果我们所有的患者都实现了戒糖和低碳水化合物饮食,他们是否都能减重成功,不再需要接受减重手术了呢?"温特扮演了魔鬼代言人的角色。她提出了一些难题,但这对学生有好处。

"非常好的问题。他们的体重肯定会减轻一些。但因为他们通常非常肥胖,所以体内会存在大量的炎症。炎症本身就可以阻断瘦素信号,因此即使在生活方式改变后,他们体内仍然存在瘦素抵抗。此外，如果长期与肥胖斗争，我们就还必须考虑食品的成瘾性。食品公司知道某些食品，特别是含糖和糖油混合的加工食品，能给人带来强烈的愉悦感，导致寻求奖赏的行为，并最终形成习惯。这种类型的食品会成为一种应对方式，最终演变成一种成瘾性。"

"这种渴望不是针对食品，而是针对高卡路里食品，这样你才能尽可能有效地补充能量。当你一直有这种感觉，而你能接触到的又都是加工食品（用色彩鲜艳的标签吸引人，富含糖和油）时，你自然就会成为食品公司的目标，最终成为他们的牺牲品。长期选择西方饮食会强化大脑中的奖赏回路，使你更难戒掉这些食品。习惯和成瘾就这样形成了。你不幸地生活在这样的饮食环境中，最终成为它的牺牲品。所以，对于你的问题，我的回答是'是的'，如果一个重度肥胖的人改变了自己的饮食习惯，他的体重会减轻一些，但他体内仍然存在一定程度的瘦素抵抗，这是由炎症引起的，而瘦素抵抗会给他发出继续进食的信号。这些强烈的食欲相关的激素信号与深深印记在大脑中的奖赏回路、饮食习惯和加工食品的成瘾性会结合起来共同作用，这个人想继续低碳和低糖饮食将会变得非常困难。"

"大多数肥胖人士告诉我，他们的问题实际上从他们第一次节食的时候就开始了。他们可能一开始只是超重，也许他们只是想为了某个活动或夏天去沙滩大秀身材而减重。一旦他们开始违背大脑的意愿，强行使自己的体重低于体重设定点，就会导致他们在减重这场斗争中失败，最终体重变得比节食前更重。多年来,他们反复节食了几十次,这种反复节食的行为导致他们的体重大幅上升,他们体内已经由于脂肪炎症和食物选择不佳而产生了瘦素抵抗。"

"如果他们在年轻且只是略微超重的时候就知道,只需要通过调整食物种类,关注压力水平和睡眠,就可以使体重下降,那么他们就不需要在过去的这么多年里反复尝试能消耗能量的低卡饮食了。对他们来说,简单的饮食和生活方式调整就足以帮助他们减重,而且效果显著。但由于大多数医生、膳食专家和营养学家并不能完全理解肥胖问题,他们仍然会建议通过限制卡路里摄入来减重。他们告诉肥胖患者要强行远离自然的体重锚点,但这只会导致抵抗和反弹,他们没有帮助患者理解,患者自己需要拿起锚,驶向健康体重水域,才能实现永久性的减重。"

能量摄入与能量消耗

Energy In vs Energy Out

我们之前讨论过每个人是如何根据自己的基因、环境(饮食、压力、睡眠和以前的节食尝试)来确定自己的体重设定点的。学生们现在明白了为什么试图将体重降低到体重设定点以下是行不通的。体重恢复团队最终会赢得拔河比赛。"现在我想谈谈另一个人们普遍误解的领域,"我说,"那就是体重恢复团队的成员之一。我想解释一下代谢(metabolism),以及它是如何成为身体阻止体重减轻的王牌的。"

我们身体每天消耗的能量是由我们的代谢决定的。代谢分为三个部分。

- 主动能量消耗（active energy expenditure）——这是每天在剧烈活动中所消耗的能量。对于大多数不去健身房或不做运动的人来说，这部分只占总能量消耗的1%~2%。即使你去运动，这部分也只占你总能量消耗的10%~15%。
- 被动能量消耗（passive energy expenditure）——这是日常活动中所消耗的能量，例如散步、在办公室工作、做些适度的家务或从事一项爱好。这部分占一个人每天消耗卡路里总量的20%~30%。
- 基础代谢（basal metabolism）——这是一个人处于静止状态下每天消耗的能量。即使你整天躺在床上，你仍然会消耗这些能量。这些能量用于维持你生命的所有重要生理功能，包括心跳、呼吸、保温、免疫系统和大脑活动。它占一个人每天总能量消耗的70%左右。你可以控制主动和被动能量消耗，但是你不能控制基础代谢。它不在你的控制范围之内。

因此，基础代谢（后面我将其简称为代谢）——用来维持身体正常运转所需的能量，占我们总能量消耗的三分之二以上。任何认为运动是主要能量消耗途径的人都错了……除非他每天跑完半程马拉松，这样的能量消耗才能与日常基础代谢相当。

代谢情况因人而异
Metabolism Is Different for Different People

我们对代谢的主要误解是它似乎是固定不变的。有些人可能认为自己的代谢非常低或非常高，而且这种状态会长期保持不变。但实际上，我们的代谢并不稳定，它会根据我们的大脑是否试图阻止我们增加或减轻体重而出现显著的波动。大多数医生并不了解这一点，医学院也没有教授这方面的知识。这就是大多数门诊仍然坚持以计算卡路里和运动作为减重方法的原因。

我向学生们讲述了一个著名的实验，该实验分析了10名年龄、身高、体重和体型相似的男性的基础代谢。"按照对代谢的常规理解，我们会预测这10个人的代谢情况相似。我们可能会认为，因为他们外形看起来一样，所以他们通过代谢消耗的能量不会有太大的差异。事实上，在这组研究对象中，最高和最低代谢之间的差异高达700千卡/天。这相当于跑10千米所消耗的能量，或者是一顿正餐（包括前菜、主菜和甜点）所摄入的能量。许多类似的研究也得到了相同的结果——不同个体之间的代谢情况差异很大。

"但我们也知道，不仅不同个体的代谢情况不同，在同一个体内，代谢情况也会随着环境的变化而上下波动。这就体现了理解体重锚点的重要性。大脑通过代谢使你的体重维持在体重设定点附近。代谢的作用可以比喻为船锚上的弹力绳。"

省电模式
Power-Saving Mode

然后我举了一个例子。"你想为即将到来的某个活动减重，例如婚礼或假期。要实现这个目标，你可以把每天的卡路里摄入从2000千卡减到约1500千卡。起初，你确实会发现自己的体重减轻了一些。然而，就像你的手机感知到电量即将耗尽并切换到省电模式一样，很快，你的身体会感知到体重减轻，然后通过降低代谢来适应减少的卡路里摄入。人体的省电模式被激活后，每天会减少500千卡的能量消耗，你会看到尽管你继续限制卡路里摄入，但体重秤上的数字不再改变。你的身体已经适应了你的饮食。"

人体调光开关
The Human Dimmer Switch

"把你的代谢想象为台灯上的调光开关，你的身体很容易就能把这个调光开关调小。虽然一切都在正常运转，但消耗的能量减少了。代谢这个调光开关被调小的原因是大脑感知到你的体重在下降，偏离了你的体重锚点。大脑会通过降低代谢、增强食欲和降低饱腹感来将你的体重拉回到体重锚点。"

"有趣的是，代谢的改变也能防止体重增加过多。大多数人在没有刻意节食的情况下，摄入的食物量往往超过身体所需。为了防止你储存过多的卡路里并导致体重增加过多,代谢会通过增加能量消耗来适应你的暴饮暴食。调光开关被调大,你的体重保持不变。当你增加卡路里摄入时,你的身体也会增加你的能量消耗,防止体重增加过多而偏离自然的体重锚点。这就解释了你身边那些'烦人'的朋友或同事,他们似乎一直在吃东西,但体重却从未增加。"

代谢显著变化

我们的静息(或基础)代谢占我们每天消耗能量的70%。这部分能量用于维持体内重要的生理功能,例如维持体温、心跳、呼吸、大脑思考和计算,以及保护免疫系统。

静息代谢所消耗的能量差异每天最高可达700千卡。这相当于在健身房进行一个多小时的高强度训练所消耗的能量,或者是一顿大餐所摄入的卡路里。

我准备结束这堂课。"这些都是约翰逊先生无法自行减重的原因——他的基因,还有他生活在一个饮食模式以糖、精制碳水化合物和植物油为主的国家。这意味着他的胰岛素水平需要很高才能适应这种饮食模式。脂肪激素瘦素本应在他体重增加时向大脑发出信号,但胰岛素阻断了瘦素信号。由于瘦素信号被阻断,他的大脑无法感知到脂肪,反而收到了饥饿信号。他的体重锚点升高。当他试图通过节食和运动来减重时,他的代谢调光开关被调低,这意味着他的身体会适应饮食,节食也就失败了。"

学生们赞同地点着头。我希望他们对肥胖的新认识能让他们在未来漫长的职业生涯中，在面对肥胖患者时更富有同情心，无论他们选择从事哪一专科的工作。

我转向温特，她正在唤醒约翰逊先生。约翰逊先生已经被转移到一张特大号的病床上了，他正在试图把呼吸管咳出来。"手术结束了，约翰逊先生，一切顺利，放松一下吧。"我也需要喝杯咖啡了。

第2章
现代化厨房：了解我们的饮食环境

CHAPTER 2
The Modern Kitchen:
Understanding Our Eating Environment

> "食物是你开始的地方。"
>
> ——范达娜·席瓦（Vandana Shiva）

我们在上一章中已经了解到，体重锚点是如何受到我们所摄取的食物类型的影响的。如果我们的饮食中糖和精制碳水化合物含量过高，我们体内的胰岛素水平就会升高，而胰岛素会阻断我们体内天然的体重传感器——瘦素激素。大脑会因此感到困惑，我们的体重就会增加。对于含有过多植物油和果糖的食品也是如此，它们还会导致体重控制信号异常，致使体重增加。与大多数人对饮食的理解相反，导致体重增加的不是这些食品中含有的卡路里，而是它们扰乱了人体的体重控制信号。在过去的40年里，我们能获得的大部分食品都富含糖、精制碳水化合物、果糖和人造植物油——正是这些食品导致我们的体重控制信号出现故障。在英国，加工食品现在占该国人均每日总卡路里摄入量的56%。在美国，这一数字甚至更高。也是在这40年间，英国的肥胖率从总人口的5%~10%上升到目前总人口的25%~33%。

但是加工食品不仅会导致肥胖，还会引发许多只影响所谓富裕国家的其他健康问题。正如我将要解释的那样，现代食品正在导致现代病的发生。

在本章（及下一章）中，我们将深入探讨食品加工以及超加工食品（UPFs）对我们大脑和身体的影响。一旦我们清楚地认识到这些食品的危害，我们就能够找到更简单的方法来保护自己免受它们的负面影响，而不仅仅是依靠意志力。我们了解得越多，就越不需要意志力来养成健康的习惯。

2040年1月，你的未来厨房

January 2040, Your Kitchen in the Future

想象一下革命性的家庭烹饪方式……在家中用基本食材制作你最喜欢的超市零食。这是一个两全其美的办法——在一个宽敞、明亮且极具超现代感的厨房里，Alexa（亚马逊的智能语音助手）上播放着你最喜欢的音乐，你花一个小时左右的时间用心准备美味的零食，等待朋友的来访。

未来的现代化厨房需要配备齐全的基本食材。幸运的是，制作大多数零食只需少数几种食材：面粉（来自小麦、玉米、大米、马铃薯）、淀粉（来自玉米或马铃薯）、植物油（葵花籽油、菜籽油、棕榈油、藏红花油）、可可和糖。

在未来厨房里，一些非常先进的烹饪工具（这就是叫作未来厨房的原因，因为它们还没有被发明出来）是必需的。一台家用型工业压面辊，可以将零食压成可爱的形状；一台超高功率搅拌机，确保食材混合均匀；以及一台强力离心机，过滤污垢和杂质。还需要一个高温蒸锅，以及一台高速热风烤箱或一个精准控油的油炸锅，这取决于你做什么零食。最后，还要一台冷却喷雾机，可以为你的零食喷上美味的粉末。

为了确保零食的安全性，你需要再添置几台机器。对于薯片食谱，你需要一台电穿孔机，它能在薯片上打出小孔，防止形成具有致癌作用的丙烯酰胺。★ 在零食被享用之前，必须通过X射线扫描仪，以确保里面没有塑料、玻璃、骨头或石头……你肯定不希望在朋友面前出现尴尬的情况（例如朋友的牙齿被硌到）。

长长的"香料"架
The Long 'Spice' Rack

你需要让零食尝起来和超市里的一样，所以厨房里有一个区域专门存放调味品。其中包括防腐剂和抗氧化剂（防止它们变质）、增稠剂和甜味剂——当然，最重要的是，增味剂和着色剂。

增味剂和着色剂对于制作出来的成品十分重要。你可以使用新的烹饪机器制作出各种形状的美味零食，同时保持酥脆或有嚼劲的口感，但颜色却只有单调的棕色或灰色（想象一下用黑白滤

★ 丙烯酰胺是一种白色、可溶于水的化学物质，高温烹饪含有天冬酰胺（一种蛋白质氨基酸）和葡萄糖的食物时会产生这种物质。它与癌症风险升高有关。

镜看食物的感觉），这样可能不会特别具有吸引力。如果你在新冠感染后失去了味觉，就会明白这一点的重要性。你不希望制作出来的成品颜色灰扑扑的，味道也难闻，因此添加少许的增味剂和着色剂是必不可少的。人（以及许多其他哺乳动物和鸟类）已经进化到将色彩鲜艳的水果视为植物发出的"来吃我"的信号。这就是为什么我们喜欢吃金黄色或者色彩鲜艳的食物（例如烘豆），所以这些食品着色剂对于我们改善味觉来说是必不可少的。

　　现代化厨房的这个区域将被叫作E编码区域。那里会有一个大架子，上面放着许多小罐子，就像超市里的香料区一样，每个罐子都装着不同颜色的粉末或油，罐子上面标有它们的E编码。厨房的整个后墙也可能放置着这样的架子，罐子按照顺序排列——E100–199为着色剂，E200–299为防腐剂，E300–399为抗氧化剂……一直到E1000–1599为其他添加剂……共有319个E编码罐子……我们需要一个长长的香料架。

　　在开始烹饪前，你需要确保食材是安全的，所以你要从架子上取下一些E编码的罐子。成品需要适合所有的朋友，并且不应该给他们提供任何在他们自己的国家禁止的或者可能对他们的健康产生潜在危害的香料。所以你要先去除一些着色剂。首先，去掉"南安普顿六号"。*它们的E编码是：E102酒石黄，一种来自石油的黄色染料（与注意缺陷多动障碍和癌症有关）；

★　南安普顿六号是一组食品添加剂，由6种着色剂组成，当它们与苯甲酸钠（E211，一种在零食、果汁、调味品和泡菜中添加的防腐剂和增味剂）混合时，可能会引起儿童多动症。它在斯堪的纳维亚的多个国家被禁止使用。英国食品安全局要求食品行业自愿放弃这些食品着色剂。

E104喹啉黄，一种来自煤焦油的黄绿色染料（怀疑与儿童注意缺陷多动障碍有关）；E129诱惑红，或"红40"，由石油制成，常见于水果棒、谷物、蛋糕混合料、调味牛奶、红色饮料和软糖中（引起过敏反应）；E124丽春红R4，一种草莓红色的食品着色剂（动物中存在致癌风险，人类中未知）；E110日落黄，由石油制成（疑似与注意缺陷多动障碍有关联）；E122偶氮玉红，一种由石油制成的固体红色着色剂，在化妆品及一些奶酪和干果中使用（含有 β-萘胺，有潜在的致癌风险）。我们可能还应该把E220（二氧化硫）也放在一边，因为它会使哮喘恶化。

你打算用自己喜欢的颜色的食品着色剂来制作成品，这个过程就像是你正在画一幅漂亮的油画。

- 绿色——E141铜和叶绿素
- 亮蓝色——E133，来自煤焦油
- 橙色/黄色——E100，来自姜黄
- 红色——E120，来自蛋黄和干昆虫
- 黑色——E151，来自煤焦油

好了，现在你要做一个重大决定——制作哪些特别的美食来款待你的朋友们，并使他们印象深刻，让他们下次还想再来品尝呢？

你打算准备一份美味的零食，例如饼干或者形状奇怪的薯片，朋友们一定会十分喜欢。再准备一杯色彩鲜艳、味道丰富的饮料来提神。

易成瘾的酥脆小零食
The Addictive Crisp-like Snack

食　材

基本食材

　　马铃薯粉　　　　　玉米粉

　　米粉　　　　　　　玉米淀粉

　　小麦淀粉　　　　　植物油（油菜籽）

增味剂

　　E631 肌苷酸二钠（来自肉类/鸡肉废弃物）

　　E1400 麦芽糖糊精（淀粉质地的增味剂，改善"口感"）

　　E627 鸟苷酸二钠（来自海藻）

　　E621 谷氨酸一钠（来自细菌发酵）

　　盐

乳化剂

　　E471 单、双甘油酯

　　E414 阿拉伯胶（来自树皮，在水彩画中较为流行）

防结块剂

　　E551 二氧化硅（沙子的主要成分）

防腐剂

　　E220 二氧化硫（抗真菌，但也会降解维生素E）

着色剂

E100 橙色/黄色

E120 红色

制　作

把基本食材以及你将使用的所有 E 编码的罐子放在容易拿到的地方。

你不需要使用砧板或刀具来制作这些零食,所以把它们收起来,拿出你的秤和超高功率搅拌器。

在精准控油的油炸锅中装满植物油,打开开关并调至最高挡位,等待油温达到要求。

将马铃薯粉、玉米粉和米粉、玉米淀粉和小麦淀粉倒入搅拌碗中。加入少量 E631、E1400、E627 和 E621 粉末(增味剂),加入少量 E471 和 E414(乳化剂),撒入 E551(防结块剂),加入盐调味。加入 E220(防腐剂),保护成品在数月内不会变质。最后,加入 E100 和 E120(食品着色剂),使颜色变为金黄色。

加水揉捏,直到混合物成形,且不要太湿。把它放入超高功率搅拌机,打开开关,向后退一步(声音很大,振动很剧烈),搅拌两分钟。

打开压面辊,将其设置为 2 毫米。然后把它连接到造型机上,将其设置改为椭圆形网格(尺寸 5 厘米×3 厘米)。

从超高功率搅拌机中取出混合物,推入压面辊。当造型机中出来网格状的椭圆形薯片时,将它们逐个放进油炸篮里,然后完全浸入油炸锅中炸10秒钟。

将其放在厨房的一边冷却。

涂　层

薯片变干后，用喷雾机将烟熏调味品（来自凝结的烟雾）和辣椒粉喷洒在薯片上。

包　装

未来厨房将拥有自己的包装机，包括这种可以将薯片堆叠在一起的包装机。这些管状薯片包装的颜色鲜艳，你可以自行在上面添加健康标签。对于这款成品，你选择添加"不含饱和脂肪和糖"。

将薯片堆到管状容器中，直至装满，然后用封口机密封容器。

好了，制作完成了，零食做好了，可以储存起来了。

2041年1月——你的聚会
January 2041 – Your Party

这款零食的优点在于，由于添加了防腐剂（E220），它可以保存很长时间。一年过去了，你的朋友们即将来参加聚会。你还保存了一些你做的甜甜的、有嚼劲的彩色糖果，还有各种色彩鲜艳的甜饮料（绿色、蓝色、黄色、橙色和红色）。

当你的朋友们到达并安顿好后，你急忙跑到地下室（去年你把薯片存放在那里），掸去纸盒上的蜘蛛网，让它们看起来更整洁，然后分享给朋友们。

它们在包装盒里看起来确实不错——深橙色，十分诱人。当你的朋友们享用时，他们体验到一种令人愉悦的咯吱咯吱的口感，接着是E414带来的略带黏性的口感和E1400带来的柔软口感。来自E621的蛋白质鲜味、糖化淀粉的甜味、盐的咸味和淡淡的辣椒粉香气刺激着他们的味蕾，同时点亮他们大脑中的奖赏回路，让他们兴奋起来。再加上你为他们准备的甜饮料，甜味更加突出。随着朋友们的愉悦体验逐渐扩大，聚会的气氛也活跃起来。"味道不错！"……"口感很棒"……"这些薯片太好吃了，我一定要拿到食谱！"这些都是对厨师的赞美。

当你制作的零食中的成分被朋友们的身体吸收时（除了二氧化硅），消化反应就开始了，淀粉会引发血液中的葡萄糖水平激增，需要大量的胰岛素来应对这一冲击。胰岛素会阻断瘦素发出的饱腹信号，让你的朋友们一直感到饥饿。植物油会向他们的血液中释放大量 ω-6 脂肪酸，进入细胞，引发炎症，减缓代谢。甜饮料中的果糖会触发细胞能量货币（三磷酸腺苷，ATP）的分解，使人产生饥饿感，让你的朋友们感到饥饿。不同E编码的食品添加剂会在他们的身体和大脑中游荡，后果尚不知晓。不幸的是，到目前为止，他们还没有摄取任何有营养价值的食物。

加工食品简史

A Brief History of Processed Foods

什么是加工食品？难道不是所有的食物（除了直接从树上摘下的水果）在某种程度上都经过了加工吗？我们如何定义一种食品为加工食品，而另一种不是呢？与食物有关的很多问题都会令人感到困惑，这个问题也是。但这个问题的答案是，是的，我们食用的大多数食物在某种程度上都经过了加工，但真正重要的是加工的程度，加工程度会对我们的健康产生影响。

纵观历史，人类的智慧足以改变和加工原始食材，使它们：

- 易于咀嚼与消化
- 味道更好★
- 保质期更长，不会变质

20万年前早期人类发现了如何使用和管理火，食品加工从那时起就开始了。早期人类可以用火来烤肉（肉质变嫩，更易咀嚼），并且能够烤制之前难以消化的高能量块茎类植物（甜薯、木薯等），使其更易消化。12000年前，农业出现，人类发现将谷物捣碎，再将其与水和酵母菌混合可以制作面包，面包很快就成为一种必不可少的食物——易于运输且相对不易变质。

5000年前，在波斯发现了一种由大麦发酵而成的新型饮料，

★ 烹饪是一种食品加工方式，旨在使食物更美味，更易消化。

即啤酒。由于其卡路里含量较高且较为稳定，啤酒成为一种常见的饮料。早期啤酒的酒精含量很低，因此即使喝上一整天，人也不容易喝醉。啤酒中含有酒精，意味着它不易滋生致病菌，不会像储存的水那样容易变质。建造埃及吉萨金字塔群的奴隶们每天至少会喝5升啤酒，维持生命（或许还能提神醒脑）。

大约在同一时期，人们用发酵的牛奶和羊奶制作奶酪和酸奶。它们的乳糖含量比牛奶低得多，更易消化，而且在那个没有冰箱的时代，食品很容易变质，但制成奶酪和酸奶后，可以比牛奶保存更长时间。

大约1500年前，在印度，人类食品史上达到了一个重要的里程碑……第一次做出了糖。榨取甘蔗汁，然后煮沸、干燥，最后制成糖粒。几代人后，糖成为一种能带给人愉悦感的食品，同时也带来诸多的健康问题。这种食品易于运输，被用来生产各种各样的甜食，特别是在中东地区（它被英国十字军称为"白金"）。欧洲国家在加勒比海地区建造了甘蔗种植园，由奴隶劳作，这使得糖的价格更便宜，更易获得。

食物变质及其预防
How Food Spoils and How to Prevent It

新鲜食物容易变质或腐烂，如果放置时间过长，会散发出难闻的气味，口感也会变差。这主要是由两个过程造成的：氧化（想想苹果变成褐色）以及细菌或酵母菌的过度生长（想想面包发霉）。从古至今，我们使用了许多妙招来防止食物变质或腐烂，帮助它们保存更长时间。放到今天，我们会说"延长保质期"。

干　燥

将水果干燥可以使其糖浓度升高，创造出一个不利于细菌生存的环境，从而防止其变质。这种加工方法在古罗马时期很流行。将肉类干燥以供日后食用，例如在食物匮乏的冬天，这种做法已有数千年的历史。

香料腌渍

使用香料增强肉类的风味并帮助保存是从古印度文明引入的。在西方国家，这种方法被称为curring（源自泰米尔语的kari，指一种在南印度烹饪中使用的酱料），用盐、糖和香料的混合物来涂抹肉类表面，腌渍肉类，有助于吸出其中的水分并阻止细菌生长。此外，它还可以增强肉类的风味。

盐　渍

盐渍食物，尤其是肉类和鱼类，可以追溯到古希腊和古埃及时代。其作用是减少细菌生长所需的水分，限制细菌扩散，防止食物变质。和许多其他防腐技术一样，它也能增强食物的风味。

烟　熏

烟熏的历史可以追溯到古欧洲文明和北美原住民部落。长时间熏制肉类或鱼类，可以杀死细菌。烟熏还能为食物增添独特的风味。

酸渍

用醋、盐水（卤水）或酒精腌渍可以创造出一个不利于细菌生长的酸性环境，从而防止细菌生长。通过这个发酵过程，卷心菜可以实现长期保存。★ 这个过程会产生酸性物质，有助于防止食物变质，并赋予其独特的风味。韩国泡菜和德国酸菜是这种做法的典型例子。

罐装保存

18世纪末，拿破仑·波拿巴（Napoleon Bonaparte）鼓励大家发明一种能使食物保存更长时间的方法，以便能供应给远征的军队，并为之提供奖励。1.2万法郎的奖金最终颁发给了一种密封容器，其中的食物高温加热后可实现长时间保存。首先将食物（最初是腌牛肉）煮熟，装入密封的罐子中，然后高温加热罐子以杀灭食物中残留的细菌。这种方法确保食物可长期保存，为全球出口和分销提供了可能性。19世纪，罐装食品成为一种重要的全球商品。

自20世纪40年代以来，真空包装（想想你在超市食品货架上看到的用塑料密封包装的三文鱼产品）已经成为一种常见的包

★ 发酵是微生物（细菌和酵母菌）分解食物中的能量（碳键）的过程，这个过程中不需要氧气的参与。该过程的副产品是醇类物质。

装方式。其原理是完全去除食品周围的氧气。这种真空环境意味着食品中的脂肪不会迅速氧化变质。这项技术的进步意味着无须改变食品（通过干燥、煮沸或腌渍）就可以延长食品的保质期。

为生菜提供生命支持

你可能已经注意到，在当地的超市里，蔬菜区的很多产品都被放在塑料袋中。尽管这种包装会造成污染，但通过改变包装内的气体环境，能使叶菜类蔬菜保存更长时间。与动物不同，动物死后会停止呼吸，而生菜或西蓝花等新鲜采摘的蔬菜会继续呼吸。如果植物周围的气体环境中含有大量它们最喜欢的食物——二氧化碳，它们就能保存更长时间。超市里，装着生菜叶的塑料袋里充满了二氧化碳（5%），对于人类来说，这是致命的，但对于生菜来说，这是丰富的食物。这种延长新鲜食物保质期的方法被称为气调包装（modified atmosphere packaging，MAP）。

冷 藏

20世纪50年代，在家中冷藏和冷冻食物变得普遍。细菌喜欢在37℃（与人体温度相同）的环境中生长繁殖，因此将食物储存在较低的温度下可以防止细菌侵袭，延长食物保质期。

现代食品的演变
The Evolution of Modern Food

正如我们所看到的，历史上的食品加工是为了使其更易咀嚼和消化，并延长其保存期，有些加工过程还可以增强食物本身的味道。但在过去的50年里，食品加工的原因发生了根本性的变化。随着食物保鲜技术（使用化学添加剂）的进步，国际食品公司看到了机会。他们可以将食品包装并出口到世界各地，而且不必担心它们会变质。便利店老板和超市老板都很喜欢这类食品，因为这类食品可以保存数月甚至数年之久，可以在出售之前保持其价值。消费者（例如我和你）发现这类不易变质的食品很方便——可以将它们放在储藏室里，直到需要时再拿出来，这在发展中国家尤为重要，因为那里可能没有冰箱和冰柜。最重要的是，食品制造商喜欢这类食品。它们的核心原料——面粉、糖、盐和植物油价格便宜，当食品以工业规模生产时，生产成本也很低，这意味着这些新型加工食品的利润非常可观，利润远远高于新鲜食物。与历史上的情况不同，食品加工不再从消费者的利益出发，而是变成了一种赚钱的手段。

现代保鲜技术

Modern Preserving Techniques

近年来，通过添加化学物质，食物的保质期得到了延长。如果没有这些添加剂，现代加工食品在放置一段时间后同样会变质，与新鲜的肉类、鱼类或蔬菜没有区别。这个过程是一样的——要么它们会因为细菌过度生长而变质，变得无法食用；要么它们会因为其中的油脂氧化而变质。食品化学添加剂可以作为抗菌剂，限制细菌和真菌的生长，也可以作为抗氧化剂，限制食品的氧化。

化学抗菌剂

现代加工食品中常见的抗菌添加剂包括丙酸钙、硝酸钠（和亚硝酸钠）和亚硫酸盐。丙酸钙（E282）常用于烘焙产品和其他加工食品。它通过释放酸性物质，创造酸性环境，使细菌难以生长。过量摄入丙酸钙的副作用包括消化问题，如腹胀和腹泻。有人担心它可能会导致儿童注意缺陷多动障碍，在动物研究中还发现它与自闭症有关联。

硝酸钠常用于生产肥料和制造炸药，这种物质也广泛存在于植物中。然而，尽管我们在食用蔬菜时会摄入硝酸钠，但当它作为人工添加剂被加入加工食品和腌制的肉类中时，会导致结肠癌风险升高。

二氧化硫（E220）来源于硫酸，常用于果干中，具有抗菌和抗氧化特性，可以使果干色彩保持鲜艳。二氧化硫和其他亚硫酸盐（E220–228）★在许多食品中发挥抗菌（真菌和细菌）剂的作用。▲人们普遍认为，食品中存在亚硫酸盐类防腐剂——在食品表面或食品中，会引起食用者自身免疫性反应以及其他反应，包括哮喘、皮疹、皮肤瘙痒、潮红、腹部绞痛和腹泻。据报道，

★ E220二氧化硫，E221亚硫酸钠，E222亚硫酸氢钠，E223焦亚硫酸钠，E226亚硫酸钙，E227亚硫酸氢钙，E228亚硫酸氢钾。
▲ 亚硫酸盐可作为饮料（甜酒、葡萄酒、果汁、软饮料）、饼干、面包、比萨面饼、马铃薯干、烧汁粉、酱汁、水果调味糖浆和虾类的防腐剂。

亚硫酸盐会对我们的肠道微生物（微生物群系）所保持的微妙平衡产生不利影响，其后果尚不清楚。

化学抗氧化剂

丁基羟基茴香醚（E320）和丁基羟基甲苯（E321）是添加到食品中的石油化学产品，用于吸引和吸收氧分子。当氧气与油（特别是许多加工食品中添加的不健康的植物油）发生反应时，会释放出难闻的气体，如醛和酮。这会使得油或含有油的食品闻起来像变质的奶酪，这一过程称为酸败……闻起来"不对劲"。通过吸收周围的氧气，丁基酸盐可以延缓这一过程。

除了作为食品抗氧化添加剂，这类化学物质还可用在化妆品、商业润滑油、喷气燃料中。此外，它可以作为防腐剂使用。不幸的是，尽管这类化学物质已经被美国国立卫生研究院正式认定为致癌物质，但它们依然存在于许多常见食品中，你可以在你的冰箱和储藏室里轻松找到它们。尽管有大量动物研究认为丁基酸盐摄入与皮肤癌风险升高存在关联，但由于其在大多数加工食品中的含量较低，世界大部分地区仍将其作为安全的食品添加剂。美国的加利福尼亚州是个例外：其公共卫生当局已将丁基酸盐列为人类致癌物。

有一种抗氧化剂叫作叔丁基对苯二酚（TBHQ，E319），它的作用更加令人震惊。正如迈克尔·波伦（Michael Poly）在其《杂食者的两难》一书中写道，它"要么直接喷洒在炸鸡块上，要么喷洒在装炸鸡块的盒子里，以帮助保鲜"。根据《消费者词典：食品添加剂》，叔丁基对苯二酚是丁烷（打火机的燃料）的一种形式，美国食品药品监督管理局（FDA）允许食品加工商们将其少量添加在食品中——不能超过炸鸡块含油量的0.02%。摄入1克叔丁基对苯二酚可导致恶心、呕吐、耳鸣、谵妄、窒息感和昏厥。摄入5克叔丁基对苯二酚可能会致命。

了解你的敌人（或客户）
Know Your Enemy（or Customer）

根据2021年的一份报告，全球加工食品市场每年收入为2.3万亿美元。为了获得巨额利润，食品公司希望通过生产消费者无法抗拒的食物来实现销售额最大化。他们需要吸引消费者购买他们的产品，并让消费者一次又一次地回购。为此，他们雇用了数以千计的食品科学家来研究人类（是的，其中就包括我和你）最喜欢的食物是什么样子的。他们已经确定了几个关键因素，这些因素在我们选择、品尝、咀嚼时会让我们感到愉悦。

味道组合

和所有动物一样，人类可以通过气味、味道、外观和触感来感知某物是否可以食用。我们的舌头上有5种内在的味道传感器，可以感知甜味、酸味、咸味、苦味和鲜味（一种类似于蛋白质的味道）。咸味、甜味和鲜味的组合对我们来说是最完美的味道。添加谷氨酸一钠（MSG，E621）和5'-硝酸盐（5'-核糖核苷酸二钠，E635）人工添加剂可产生鲜味——我们食用肉类时，通常会品尝到这种鲜味。盐可以提升吃甜食的愉悦感。食品科学家们已经确定了理想的添加剂比例，即1%~1.5%的盐、0.15%的谷氨酸一钠和0.02%的硝酸盐。这是最能让人上瘾的味道。

口感

食物进入我们的口腔后，不仅能刺激我们的味蕾，还能让我们感受到食物的质地。这就是口感。从食物的整体感受来看，10%来自味觉，40%以上都来自口感。口感的两个最重要的因素是动态对比（dynamic contrast）和口腔包覆性（mouth coating）。

咀嚼时，食物的口感包括脆度、咀嚼度、滑腻度、温度（热、冷或温）和辣度等。如果一种食物具有多种不同的口感，如脆度、咀嚼度或辣度，这些不同的组合会使食物更受欢迎——这就是动态对比。

口感的第二个特点，也可能是最重要的特点，是口腔包覆性。当食物呈乳状（水和脂肪混合在一起）时，口腔中就会产生这样的感受。乳状的食物在口腔中会产生一种令人非常愉悦的"融化"感觉——如黄油、冰激凌、巧克力以及许多不同的酱料和调料汁（蛋黄酱或沙拉调料汁）。

色彩鲜艳

我们喜欢色彩鲜艳的食物。从进化角度来看，那些可食用的水果之所以色彩鲜艳，是为了吸引动物食用，然后将它们的种子传播到各处。我们（人也是一种动物）觉得米色或灰色的食物不如那些色彩鲜艳的食物诱人。不幸的是，经过高度加工的食品通常会呈现米色或灰色，这就是为什么需要添加食品着色剂使它们看起来更加美味，从而吸引人们购买。正如不同口感的动态对比（酥脆、有嚼劲等）会令人感到愉悦一样，赋予食品鲜艳的颜色后，它们也会变得更加诱人。这就是为什么会用不同颜色的奶油或糖霜来装饰蛋糕，也是为什么快餐店会在汉堡中加入生菜、番茄和奶酪，使颜色对比更加鲜亮，让它们在广告牌上看起来令人垂涎欲滴。米其林星级厨师也深知这一点，他们的招牌菜肴中会结合不同的口感和不同的颜色，使消费者们食用起来特别愉悦和享受（直到结账前）。

卡路里密度

食物的卡路里密度指的是食物所含的卡路里（能量单位）数量，以每克卡路里数来衡量。当我们摄取食物时，胃和肠道会感知食物中所含的卡路里数量，并将这一信息传递给大脑。水的卡路里密度为零，脂肪（如黄油）的卡路里密度最高，为9千卡/克。实验表明，卡路里密度为4~5千卡/克的食物对我们来说是最理想的。毫不意外，大多数现代加工食品的卡路里密度都在这个范围内。

食物愉悦方程式

在生产一种新型食品时，需考虑综合上述所有因素：

味道＋颜色＋口感＋口腔包覆性＋卡路里密度＝终极诱惑力和成瘾性

如果食品的卡路里密度低于理想的4~5千卡/克，那么就需要添加额外的颜色、口感和味道进行弥补。想想那些酥脆的、味道可口的、色彩诱人的爆米花——虽然卡路里减少了，但这一点通过丰富的味觉体验得到了补偿。

味觉密码

Hedonic Taste Code

得益于多年的研究以及数以千计的人类味觉实验，食品科学家们已经可以测算出我们能从不同的食物中获得的愉悦感程度。这就是我们的味觉密码。通过细致的研究，他们发现了我们的味觉密码是如何工作的。什么样的食物是我们渴望的，什么样的食物是我们反复摄取的。就好像是我们珍贵的、隐秘的味觉密码被破解了，这使得我们很容易受到掌握这些珍贵数据的人的摆布。

利用这些数据，聪明的食品科学家们就能够发明出对我们来说极具诱惑力的新型食品。这些食品往往由糖、面粉、不健康的油和盐等成分制成，因此价格低廉且营养质量较低。人们往往渴望食用这些食品，导致过量食用。

味觉密码是我们选择食物的基础，它深深植根于我们体内，帮助我们生存。如今食品公司已经掌握了这一密码，我们不能再完全掌控自己的饮食了。

在真实世界中，我指的是真实的食物世界中，不存在完美的食物。大自然创造出的最完美的作品就是那些色彩鲜艳、香甜可口的新鲜水果。多亏了现代加工食品，我们现在每天都能选择到最美味的食品。可能是快餐，例如酥脆、咸香、鲜美、有嚼劲的炸鸡，或者堆叠着不同颜色（来自面包、生菜、番茄、奶酪、肉饼）的汉堡，每一层的味道都不同。或者，我们喜欢那些大规模生产的甜食或休闲零食——在超市的中心区域可以找到这些食品。大多数这类食品的包装上都贴有标签，声称自己具有良好的健康和营养品质：添加维生素、不含脂肪、不含糖、对心脏健康有益、对素食主义者友好等。但是，这些现代设计的食品对我们的健康究竟有何影响呢？

食品营养学家研究不同类型的食物会对健康产生何种影响，告诉我们应该吃什么，不应该吃什么。他们往往会将食物分解成不同的成分。例如，他们可能会分析食物中的胆固醇含量，或盐含量，或者专注于某种维生素或矿物质。他们会分析人们摄入某种食物营养成分的量，然后观察摄入这种成分较多的人是更健康还是更不健康。观察他们是早逝，还是活得更长久、更健康。

这种类型的人类研究是我们很多饮食建议的基础。然而，这些研究既不可靠也不准确。这就是为什么饮食建议会随着最新的（通常是不准确的）研究而不断变化。这一周不能吃鸡蛋，下一周又说鸡蛋有益健康。营养学家的建议使我们感到困惑。他们将食物分解成各个成分，模糊了天然新鲜食物和加工食品之间的界限。这就是所谓的食物还原论。这一理论迎合了食品行业，食品行业会关注最新的营养学研究,并根据当前的建议增加或减少某些成分,然后宣传这些变化(低脂、低糖、低卡路里)以促进销售。而那些天然的新鲜食物却没有这样的优势。水果不能被贴上"低胆固醇"的标签,肉类也不能被贴上"无糖"的标签,这看起来很荒谬。我们了解这些食物,也知道它们里面有什么。

当人们开始食用更多的加工食品时,他们就有变胖的风险,并且更易患上与肥胖相关的疾病,例如糖尿病或高血压。此外,大量食用此类食品的人往往还会患其他"现代"疾病,例如心脏病、关节炎、哮喘和结肠炎之类的炎症或自身免疫性疾病。或者像纤维肌痛、肠易激综合征和阿尔茨海默病这类越来越常见的新型疾病。现代食品似乎会引发现代病。

对于科学家来说,问题在于证明这些疾病与加工食品有关。食品行业的律师会说,大多数食物(我们见过的)在某种程度上都经过了加工。营养学家只关注食物中的某一特定成分,将新鲜食物和加工食品都分解成各种基本成分,混淆了它们之间的区别。他们说胆固醇、饱和脂肪、盐和糖对我们有害,我们应该减少摄取这些成分含量高的食物。然而,这忽略了食物是天然的还是经过高度加工的。他们不会在意这是不是一种由多种成分、防腐剂、着色剂和调味品组成的"设计食品",也不会在意它是不是在工厂中大规模生产的,包装是否鲜艳,是否被贴上健康标签表明其有益健康。这类食品被出口到世界各地,在超市货架上放置数月,直到引起那些味觉密码已经被破译、警惕性不高、易受影响的人的注意。但是,这类食品真的会让他们生病吗?

食品加工到什么程度算过度？

How Much Is Too Much Food Processing?

21世纪初，巴西医生兼科学家卡洛斯·蒙泰罗（Carlos Monteiro）关注人口营养健康，他强调了食物还原论中对加工食品的混淆。巴西人向来以自己的健康和健美为荣，但蒙泰罗指出，巴西年轻人中的肥胖数量在10年间翻了一倍多，从2002年的7.5%上升到了2013年的17.5%。

矛盾的是，同一时期，人们购买的糖却越来越少。然而，当他更详细地分析了人们的饮食习惯后发现，尽管人们购买的糖少了，烹饪和烘焙时使用的糖也少了，但他们摄入的糖的总量却大幅增加了。这些糖的来源是加工食品。人们自己烹饪和烘焙的次数减少了，食用现成的加工食品的次数增多了，这对他们的健康显然产生了不利的影响。

他指出，政府关于健康饮食的建议主要基于食物金字塔（food pyramid）。1992年，美国农业部（USDA）推出了第一版食物金字塔，其将应该食用最多的食物放在了底部，包括"复杂的"碳水化合物，如未精制的（全谷物）意大利面、小麦和大米。金字塔的上一层是水果和蔬菜（3~5份）。再上一层是肉类、鱼类和乳制品（2~3份）。金字塔的最顶端是脂肪、油和甜食（少量食用）。但蒙泰罗指出，我们所摄入的大部分食物都未包含在金字塔中，例如超加工食品或高度精制食品。人们对政府的饮食建议置之不理。他在2011年写道:"是时候拆毁这座金字塔了"。不久之后,巴西政府采纳了蒙泰罗的建议,果真就这么做了。他们引入了一个全新的食品分类概念,向人们强调,超加工食品对健康有害,而自家烹饪的新鲜食物则有益健康。他们的新系统——NOVA(新星),明确界定了应该避免哪些类型的食品。深入了解NOVA系统有助于我们更好地了解加工食品。

NOVA分类
The NOVA Classification

NOVA食品分类系统将食品分为4类。

NOVA第1类是未经加工或最低限度加工食品。未加工食品直接来自大自然:蔬菜、水果、肉类和鱼类。最低限度加工食品包括那些经过干燥、巴氏杀菌或冷冻处理的食品。例如新鲜或冷冻的水果或蔬菜、全谷物米饭、粗玉米粉(包括荞麦)、鸡蛋、豆类(小扁豆、鹰嘴豆等)、无盐坚果、牛奶、酸奶、新鲜或冷冻的肉类和鱼类、新鲜或干燥的香草碎和香料、茶和新鲜咖啡。

第2类食品主要在烹饪和调味第1类新鲜食物时使用,包括盐、糖、面粉和油。这类食品被归类为加工过的食品原料。

第3类为加工食品,即使用第2类食品原料(例如盐、糖或油)加工的第1类天然食品(为延长保存时间)。经过酸渍、盐渍、发酵或罐装保存的食品都属于这一类,还有传统制作的面包,如酸面团(只用未精制的小麦粉、酵母、水和盐制成)。这类食品包括奶酪、火腿、罐装蔬菜和豆类、罐装鱼类如沙丁鱼、咸味坚果、腌制肉类（盐渍的、干燥的或烟熏的），以及发酵的酒精饮料，如啤酒和葡萄酒。

第4类是超加工食品。这类食品使用了第2类中的许多食品原料，如盐、糖、油和面粉。厨师在厨房中也会使用这些原料，但只是少量添加来让第1类的天然食品味道更好。然而，在超加工食品的生产过程中，大量使用了这些原料，同时还添加了人工调味剂、乳化剂和着色剂（普通的厨房中并不使用这些）以改善食品味道。由于其原料成本低廉，食品行业大力营销这些现代食品，以获得丰厚的利润。由于超加工食品可以随时随地获取食用，常常会取代新鲜制作的饭菜。

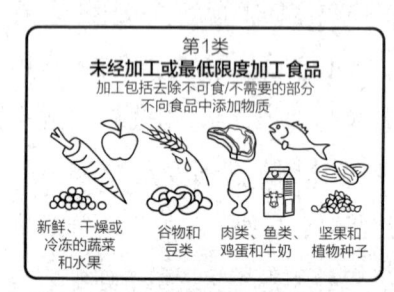

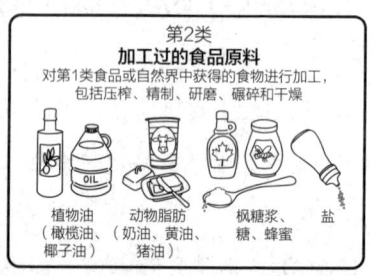

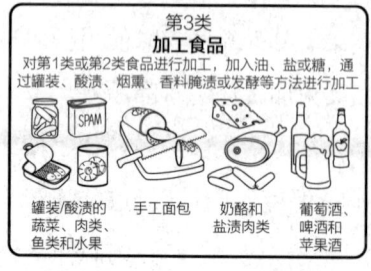

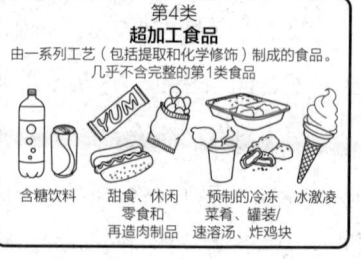

第1类 未经加工或最低限度加工食品 加工包括去除不可食/不需要的部分 不向食品中添加物质	第2类 加工过的食品原料 对第1类食品或自然界中获得的食物进行加工，包括压榨、精制、研磨、碾碎和干燥
新鲜、干燥或冷冻的蔬菜和水果；谷物和豆类；肉类、鱼类、鸡蛋和牛奶；坚果和植物种子	植物油（橄榄油、椰子油）；动物脂肪（奶油、黄油、猪油）；枫糖浆、糖、蜂蜜；盐

第3类 加工食品 对第1类或第2类食品进行加工，加入油、盐或糖，通过罐装、酸渍、烟熏、香料腌渍或发酵等方法进行加工	第4类 超加工食品 由一系列工艺（包括提取和化学修饰）制成的食品。几乎不含完整的第1类食品
罐装/酸渍的蔬菜、肉类、鱼类和水果；手工面包；奶酪和盐渍肉类；葡萄酒、啤酒和苹果酒	含糖饮料；甜食、休闲零食和再造肉制品；预制的冷冻菜肴、罐装、速溶汤、炸鸡块；冰激凌

图4　NOVA食品分类系统

蒙泰罗写道，这类食品包含"成分配方，大多数仅用于工业用途，通常由一系列工业技术和工艺制成"。这些食品往往能量密度较高，但营养不均衡。

超加工食品包括早餐谷物和能量棒、包装面包、炸鸡块、鱼条、汉堡、热狗、预制比萨和意大利面、糕点、蛋糕、人造黄油和涂抹酱、方便面、汤粉、加糖酸奶、甜果汁、碳酸饮料（如可口可乐）、冰激凌、饼干和糖果。

巴西新膳食指南

2014年，巴西政府向民众发布新营养建议。当其他国家仍坚持食物金字塔，而民众继续忽视政府建议时，巴西公布了其NOVA食品分类系统。它建议民众：

- 避免超加工食品（NOVA第4类）
- 避免两餐之间食用零食
- 留出时间食用健康食品
- 规律进餐，如果可能的话，和他人一起用餐
- 如果不会烹饪，那就学着做吧
- 警惕各种形式的食品广告

不出所料，食品行业对NOVA系统反应强烈，他们极力维护所有食品都需要经过加工这一观点。一系列科学文章（没有经过正常的同行评审过程）对新膳食指南提出了批评，后来发现这些文章都是由食品行业的科学家所撰写的，存在偏见。

NOVA食品分类系统如今已在全球范围内得到认可，我确信它会取代食物金字塔，也会取代由美国和英国营养学家推出的最新的我的餐盘（MyPlate）/膳食平衡盘（Eatwell plate）指南。美国和英国的指南看似合理，但忽视了一个事实，即人们并不食用他们所推荐的大部分食物，而是倾向于选择更美味、更便宜且更方便的超加工食品。

自从巴西政府发布NOVA以来，南美洲的几个邻国表示担忧，认为超加工食品正在危害其国民健康，肥胖症和糖尿病发病率不断上升。如今，秘鲁、厄瓜多尔和乌拉圭都呼吁民众避免食用超加工食品，以期扭转日益严重的健康危机。

将食品分为超加工食品和非超加工食品的好处在于，我们终于可以测量这些食品的影响。来自巴西、美国、西班牙和法国的大型研究最终证实了我们的怀疑，即超加工食品会导致肥胖。进一步研究表明，正如我们所料，现代食品与一系列现代病（从心脏病到抑郁症再到胃部不适）有关联。法国最近的一项研究分析了10万人的饮食习惯，发现超加工食品与癌症之间存在关联，这一发现令人感到不安。2019年英国的一项研究调查了超过19000多名参与者的饮食习惯，发现每天摄入一份加工食品，年死亡风险升高18%。

既然我们可以将超加工食品分类，我们期待可以看到更多研究将它们与肥胖和其他健康问题关联起来。大多数人摄入的卡路里中有一半以上来自这类食品，所以我们应该更清楚它们的成分。在下一章中，我们将确切地了解它们的成分，以及每种成分如何影响我们的身体——以及我们的健康。

第3章
超加工食品：
什么是超加工食品及其如何影响我们的健康？

CHAPTER 3
The Ultras:
What Is Inside Ultra-Processed Foods and How Do They Affect Our Health?

我们在第2章中了解到，超加工食品是专门设计用来刺激我们的愉悦中枢的。它们色彩鲜艳，味道和口感完美结合，因此我们往往会购买和食用比计划中更多的此类食品。但究竟是这类食品的哪些特性导致了健康问题呢？一旦我们理解了这些知识，就能更好地理解和准备如何转向更健康的饮食。

让我们将这类食品分解为一些常见的成分，因为大多数超加工食品有以下组合……

能量部分

The Energy Part

这是构成食品的主要成分。基本添加剂包括高度精制的面粉

（包括玉米粉、小麦粉和淀粉）、糖*以及植物油（常见的有玉米油、棕榈油、棉籽油、红花籽油、油菜籽油和葵花籽油）。原本它们是在厨房中作为食品原料（NOVA食品分类系统中属于第2类）使用，来帮助天然食物更好地被烹饪并改善其口感。在超加工食品中，它们成为食品的主要成分。这些成分富含卡路里，而卡路里密度在人类的食品愉悦感密码中非常重要，所以我们自然而然地更加喜欢这类食品。在我们选择一种食品而非另一种时，食品中所含的卡路里发挥了重要的作用，但对于超加工食品而言，危险来自与这些卡路里一同包装的其他成分。正如我们在第4章将要了解到的，糖、精制碳水化合物和植物油都会干扰胰岛素信号传导，在我们根本意识不到的情况下破坏我们控制体重的正常能力。

乳化剂

Emulsifiers

脂肪和水无法自然融合，所以我们需要添加某种物质才能将脂溶性成分和水溶性成分混合在一起，这正是乳化剂的作用。在

★ 在食品标签上，糖的描述包括：甜酒酿、苹果糖、香蕉糖、大麦麦芽、甜菜糖、黑糖蜜、黄油糖浆、甘蔗汁结晶、焦糖、卡必醇、角豆糖、玉米糖浆、枣糖、淀粉糖化酶、糖化麦芽、乙基麦芽酚、果糖、果汁（以及果汁浓缩液）、半乳糖、葡萄糖固体、葡萄糖、高果糖玉米糖浆、蜂蜜、转化糖、乳糖、刺槐豆胶、麦芽糖糊精、麦芽糖、甘露糖、糖蜜、墨西哥粗糖、精制糖浆、大米糖浆、山梨糖醇、蔗糖、糖蜜、红糖和黄原胶。

乳化剂中，一部分能吸水（以及任何主要成分为水的原料），另一部分能吸油。当在同时含有油和水的食物和酱汁中加入乳化剂时，伴随着食物的搅拌，油滴破碎，乳化剂会将油和水结合在一起，防止它们分离。厨师们使用天然乳化剂，如蛋黄、芥末和蜂蜜，调制美味的酱料，例如荷兰酱、蛋黄酱和沙拉油醋汁。

常见的需要乳化剂的超加工食品包括超市烘焙区的所有食品，以及农家干酪、冰激凌、杏仁奶和豆奶、奶油、调味品和酱料。超加工食品中使用的乳化剂的问题在于它们并非天然食物，而是人造化学物质。需要特别留意的是聚山梨酯80（E433）和羧甲基纤维素（E466），因为它们与代谢综合征（肥胖和糖尿病）的发生有关，并可能破坏肠壁（就像它们被设计用来破坏食品一样），从而引发炎症、结肠炎和免疫问题。

防 腐 剂

Preservatives

正如前一章所述，这些物质可以延缓细菌和真菌的过度生长，对于延长超加工食品的保质期至关重要——例如丙酸钙、硝酸钠和亚硫酸盐（这些物质与肠道系统紊乱、皮疹、注意缺陷多动障碍、自闭症、结肠癌和哮喘有关）。还有一些物质用于防止食物因氧化而变质，例如丁基羟基茴香醚和羟基甲苯（这些物质具有潜在的致癌风险）。

防结块剂

Anti-Caking Agents

你是否曾在热带潮湿国家的餐馆里发现盐瓶里有米粒？大米就是一种天然的防结块剂。它能阻止盐分从空气中吸收水分，防止盐分结块。米粒比盐分吸收的水分更多，从而使盐分保持干燥并呈粉末状。在加工食品中，需要使用防结块剂来防止面粉和其他粉末结块。常用的防结块剂有亚铁氰化钠、二氧化硅、碳酸氢钠、硅酸钙和磷酸三钙。

为什么我们现在要食用树木

木浆，也被称为纤维素（E460），*是加工食品中最常见的成分之一。它由植物中的长碳链（C-C-C）组成，然而人类无法消化这些碳链，所以它们不会留在我们的身体里！

纤维素提取于在高温高压下用化学物质处理的木屑。纤维素作为加工食品中的添加剂，其妙处在于它能起到乳化剂、防结块剂以及"膨胀剂"或填充剂的作用，使食品看起来更大、更美味。

木屑，由于价格低廉且富含纤维素，常被用于加工食品中，可在白面包、人造奶酪、素食肉、冰激凌、薄脆饼

★ 食品标签上的纤维素，也被称为纤维素胶、粉状纤维素、微晶纤维素、羧甲基纤维素和微晶纤维素（MCC）。

> 干、比萨面饼、煎饼粉、蛋糕、"健康"能量棒、炸鸡块、果冻、馅饼馅、酱料和许多"减重"食品中找到。
>
> 基本上,就像制造纸张和纸板一样,大多数加工食品都含有以纤维素形式存在的木头。

调 味 剂

Flavourings

加工食品没有颜色(添加着色剂前,它们是灰色的),同样的,它们也没有味道。但多亏了调味剂行业,我们现在有了人工合成的调味剂,可以模仿天然食物的味道。这些人造调味剂是合成的化学物质,不是从任何天然或可食用的物质中提取的。相反,每种调味剂都是在实验室里精心研制出来的。调味剂行业在全球范围内制造、生产和销售调味剂,随着超加工食品消费量的增加,该行业变得越来越重要。它不仅能生产出模仿天然食物味道的调味品,而且食品科学家们还会进行创新,创造出全新的令人感到愉悦的味道组合(如什锦水果糖),而这种味道在自然界中绝对不可能存在。一旦研发成功(并获得专利),这款受欢迎的调味剂对于调味品公司来说就是无价之宝。2021年调味剂行业的估计价值为127亿美元。

尽管看似经过了严格的安全性检测,但在2018年,美国食品药品监督管理局还是将6种化学调味剂从市场上撤回,原因是这些调味剂存在致癌风险（在动物实验中发现）。这些调味剂——二苯甲酮、丙烯酸乙酯、丁香酚甲基醚、月桂烯、薄荷酮和吡啶，被用于模仿柑橘、薄荷、胡椒薄荷和肉桂的天然味道，在蛋糕、糖果和口香糖中使用。美国食品药品监督管理局还禁止在电子烟中使用这些调味剂。

  从人类角度来看，食品调味剂的问题在于，有时它们会过于逼真，从而欺骗我们的大脑和身体。例如，我们体内某种维生素或矿物质的含量很低，我们就会渴望并食用含有这种营养物质的食品。如果你的维生素C水平很低，你将开始渴望柑橘味的食物（这是大自然给我们的提示，这种食物中含有维生素C）。按照同样的逻辑，你可能会找到一种柑橘味的加工食品，而且由于这种味道，你大概率会过量食用。但无论你摄取多少这种食品，它都不能提供给你身体所需的维生素。事实上，正如我们所了解的，食品或饮料很可能不含任何类型的营养物质，反而富含不健康的卡路里。

  美国食品药品监督管理局批准了1300种食品调味剂，但要确定某种食品中具体含有哪些调味剂却十分困难。食品的调味剂配方都是保密的（想想如果可口可乐的调味剂配方被复制了，他们会损失多少），所以食品公司只需要在成分标签上标注"添加调味剂"即可。

  尽管目前很少有研究分析食用调味剂对人类健康的长期影响，但我们已经知道它们可能会导致以下状况：过敏、头痛、恶心、头晕、疲劳以及DNA损伤。

蛋 白 粉

Protein Powders

通过将肉类和蔬菜中的天然蛋白质与盐酸（与我们的胃酸是同一种酸）混合，或者添加一种叫作胰蛋白酶的消化酶（这种酶可以从动物胰腺中获得，对于素食主义者来说，可以从木瓜或无花果中获得），我们可以将天然蛋白质转化为蛋白粉。这些"水解蛋白粉"可以来自牛奶蛋白（乳清）、动物骨骼、软骨和皮肤（明胶）、牛皮（牛胶原蛋白）或植物来源（豌豆、大米或大麻）。这种蛋白粉与健美运动员和其他运动员用来补充肌肉的蛋白粉相同。水解蛋白粉还用于食品调味和宠物食品中，这些人工生产的蛋白质在最近流行的人造"素食肉"中占很大比例。它们可能会引起焦虑、哮喘、注意缺陷多动障碍、腹胀、腹泻、意识模糊、头晕、嗜睡、失眠和心脏问题。

着 色 剂

Colourings

正如食品科学家所言，人类喜欢色彩鲜艳的食物，并且希望自己的餐盘里能有各种各样的颜色。我们知道，植物生产的大多数天然食用着色剂（及其植物化学物）具有抗炎和抗氧化的额外健康益处。我们潜意识里认为色彩鲜艳的天然水果和蔬菜是健康的。如果食物看起来不错,我们就会认为它很可能对我们有益。

颜色与味道搭配
Matching Colour with Flavour

食品高度加工后可能呈现的颜色从深褐色到浅灰色不等,再考虑到添加调味剂之前那种平淡且化学味十足的味道——非常不诱人。将调味剂添加到加工食品中之后,通常还会选择一种合适的着色剂。这种颜色很可能与调味剂所模仿的天然食物的颜色相似。例如,柠檬味或香蕉味的食品会被染成黄色,樱桃味的食品或饮料会被染成红色,薄荷味的食品则会被染成绿色。

为改变食品的颜色,可以使用两种类型的染料:一种是从植物中提取的天然食用着色剂,另一种则是人工合成着色剂,通常从煤焦油中提取。

天然食用着色剂
Natural Food Colourings

天然食用着色剂已经使用了数百年的时间。最常用的有5种。

叶绿素

它是地球上分布最广的天然着色剂。是它使我们的热带雨林和草原呈现绿色,也是它使我们的湖泊和海洋中的藻类和浮游植物呈现绿色。这种天然绿色色素用于使薄荷味和酸橙味的食品，例如冰激凌，呈现出与天然食物相同的颜色。叶绿素绿色染料呈油状，通常从菠菜、欧芹和荨麻中提取。

类胡萝卜素

这类着色剂能使食物呈现温暖的橙色、黄色或红色。类胡萝卜素从胡萝卜、红薯、红辣椒、番茄、藏红花和南瓜中提取，用于给软饮料以及人造乳制品（如人造黄油和人造奶酪）着色。

姜黄素（姜黄）

这种着色剂能使食物呈现深黄色/橙色。它常见于加工汤料、泡菜和甜食中。

甜菜红

这种着色剂为深紫色，天然存在于甜菜根中并能从中提取。它在光照下不稳定，会褪色，因此在冰激凌和酸奶中使用有限。

花青素

这种红色、蓝色或紫色的天然着色剂存在于黑加仑、樱桃、草莓和紫甘蓝中。它的颜色会根据周围环境的酸度而变化，随着酸度的增加，其颜色会从蓝色逐渐变为红色，常用于软饮料、果酱和糖果中。

人造食品着色剂
Artificial Food Colourings

近几十年来，随着对食品着色剂需求的增长，天然食用着色剂的价格也不断上涨。除了成本上升之外，天然食用着色剂对制造商而言的另一个缺点是不稳定性——经过一段时间后，它们会褪色。正是由于这些原因，人造食品着色剂如今在食品中更为常见。这些着色剂的颜色更鲜艳，不易褪色且耐热，而且更重要的是，它们比天然着色剂便宜得多。大多数人造食品着色剂来源于煤焦油，因此严格来说并非食物。然而，食品公司通过向许多国家的食品安全机构保证，少量使用这些着色剂对人体无害，从而成功让它们获批用于食品。不过，对此并没有形成共识，因为某些人造食品着色剂在一些国家被禁止，而在另一些国家则未被禁止，而且一些政府要求食品公司"自愿撤回"某些着色剂。

人造食品着色剂与许多现代病密切相关，包括炎症和自身免疫性疾病（哮喘、关节炎、纤维肌痛、结肠炎）、癌症风险、多动症、注意缺陷障碍和过敏。

人造食品着色剂仍然是合法的，这恰恰证明了食品行业在政府安全标准门槛方面具有强大的影响力。我们是用眼睛来挑选食物的——没有鲜艳的食品着色剂，整个加工食品行业就会轰然倒塌。这些食品会突然变得平淡无味、毫无吸引力，它们就卖不出去了。这可关系到一大笔资金。

现在我们了解了超加工食品中的各种成分，接下来让我们看看有一种超加工食品，但我们通常不会认为它是超加工食品，而且它被宣传为既健康又可持续……

素食肉的流行
The Rise of Vegan Meat

纯素食主义，即避免任何动物源性食物，正变得越来越流行，尤其是在富裕的西方国家的年轻人中。这一运动之所以兴起，部分是因为人们担心农场里的动物无法得到人道主义对待，而过早地被残忍宰杀，以及对动物排放物对全球变暖影响的认识。★

纯素食主义者认为，食用动物制品不仅残忍，而且畜牧业还会破坏环境，危及人类生存。社交媒体的两极分化效应进一步放大并凸显了这些担忧。尽管纯素食主义近来颇受欢迎，但人类天生就喜欢肉类的味道和口感，这是不可避免的，是人类基因的一部分——一种生存机制。即使是最坚定的纯素食主义者、动物权利倡导者或环保主义者也无法回避或否认这些遗传的食物偏好，它们并非一种选择。食品行业的朋友们看到了纯素食主义的全球化趋势，并且了解我们对肉类的本能喜爱（他们多年前就破解了

★ 被忽略的是，一头奶牛的碳排放来自其从饮食（草地/草料）中摄入的碳。奶牛是由草中的碳构成的；奶牛的碳排放来自其食用的草，并将作为碳循环（第5章中将进一步解释）的一部分重新回到新生的草中。因此，与燃烧石油或煤所产生的碳排放不同，动物的碳排放是碳中和的。

人类的味觉密码），于是他们看到了一个全新的、利润丰厚的市场——素食肉（或植物肉）的巨大机遇。

食品科学家如今已经能够成功且精准地模拟出肉类的颜色、质地和味道了。这些由不可能食品（Impossible Foods）和超越肉类（Beyond Meat）等公司新发明的超加工的素食肉，近来越来越受欢迎，这不仅是因为人们关注环境和动物虐待问题，还因为人们（错误地）认为动物肉对我们的健康有害。素食肉被巧妙冠以健康（因为它们不是肉类）、环境友好（拯救地球）和人道主义（拯救农场中的动物）的标签宣传。这种食品在大众中健康、环保、美味的认知日益普及。联合利华（Unilever）设定了全球植物肉销售目标，即到2025年达到10亿美元。2022年，植物肉市场整体价值为79亿美元，预计在未来5年内将增长至150亿美元以上。

但是，撇开植物肉涉及的动物虐待和环境问题不谈，它们真的对我们的健康更有益吗？为了写这本书，在一个纯素食朋友的鼓励下，我决定尝试这种素食肉。我们在一家快餐店点了一份素食汉堡，不到15分钟，汉堡就上来了。这个汉堡看起来和真正的肉汉堡一模一样，上面还铺着必不可少的生菜和番茄酱。它尝起来很像肉，口感和嚼劲也和真正的肉差不多。咽下去的时候感觉还不错，饱腹感也和预期一样。然而，当我思考这种食品神奇的开发过程时，它开始在我的身体里消化和吸收，我也渐渐感觉不对劲。我们都曾有过吃完快餐后那种轻微的恶心、腹胀和吃了不健康食品的感觉，但这次感觉要严重得多。感觉像是在消化某种高度加工且高度人造的东西。当这些味道在我的口腔中弥漫开来时，我体验到了一股令人不悦的后味，同样的人工成分也在我的体内散开并被吸收，成为我身体的一部分，在我体内引发了难以言喻的代谢紊乱和炎症。从这次品尝素食肉的经历中，我得到的感觉是，也许这种食品并不像广告中宣传的那样健康、那样有益。

素食肉中含有什么？
What Is in Vegan Meat?

素食肉由多种面粉（马铃薯淀粉、大豆粉、小麦粉、豌豆粉）、水解蛋白、植物油（通常是菜籽油和椰子油）、纤维素（木浆）、着色剂和调味剂混合制成。超加工过程去除了食物中大部分的天然维生素，所以会添加维生素和铁。肉类风味来自血红素分子。这种分子存在于动物血液的血红蛋白中，能赋予食品肉类风味。血红素也存在于蔬菜中，可以通过化学方法提取，但更常见的是从转基因真菌中提取。植物肉的自然颜色是灰色的，所以用一种橙红色的着色剂胭脂树橙（E160b）来染色。同时使用甜菜根汁，在切割素食肉时，营造出流血的感觉。

植物肉由高度精制的蔬菜、种子油和树木制成，但它并不能带来食用蔬菜的有益效果。蔬菜中具有抗炎和抗氧化作用的有益植物化学物在加工早期就被去除了。植物肉替代品是超加工食品，只是碰巧以纯素食原料为基础，就像超加工食品奥利奥饼干对纯素食主义者也友好一样。不应将它们与其他超加工食品区别对待，因为它们也会危害健康，无论是添加了调味剂和着色剂的冰激凌、薄脆饼干、面包，还是我们在未来现代化厨房中制作的那种令人上瘾的类似薯片的零食。

西方疾病的增多
Rise of Western Diseases

最近我搭乘了一趟横跨大西洋飞往加勒比海的航班。在飞机滑行准备起飞时，乘务员通过广播提醒我们，航班上有一名儿童患有严重的花生过敏症。哪怕是坐在过道对面的人打开一包花生，这个可怜的孩子都有可能发生过敏反应。食物过敏，尤其是儿童，是否变得越来越普遍，也越来越严重了？

在深入研究超加工食品的过程中，我们了解到它们所含有的添加剂并不属于食物。单独来看，这些添加剂与过去三四十年间在发达国家中日益普遍的多种疾病有关，包括注意缺陷障碍、多动症、自闭症和阿尔茨海默病等神经疾病。它们会增加患癌风险（在动物实验中），还会导致炎症和自身免疫性疾病，例如哮喘和关节炎。严重的过敏反应，甚至是危及生命的过敏反应，正在增多，尤其在幼儿中。

食品添加剂与这些疾病之间的关联是众所周知的。政府食品安全机构认为不必禁止食品中添加这些物质，因为尽管单一的添加剂已被证实与这些疾病有关联，但在低剂量的情况下它们被认为是可以食用的。然而，我们在每一种超加工食品中添加了多种多样的添加剂。这些添加剂混合在一起的效果是未知的，因为从未进行过试验。我的观点是，食品添加剂是当今许多现代病的潜在根源。

索马里兰
Somaliland

许多人仍然记得20世纪80年代中期埃塞俄比亚那场可怕的饥荒，当时鲍勃·吉尔道夫（Bob Geldof）在伦敦和美国组织了名为"拯救生命"的慈善音乐会，并创作了慈善歌曲《他们知道今天是圣诞节吗？》。"拯救生命"慈善音乐会筹集了急需的资金，用于向那些需要帮助的人提供食物和医疗援助，拯救了无数生命。然而，这场慈善活动未能阻止非洲之角随后发生的多次饥荒，长期持续的内战加剧了苏丹和索马里人民的苦难。

在这个地区，有一个叫作索马里兰的国家，它成为一片宁静的绿洲。索马里兰是一个尚未得到国际承认的国家，它宣布脱离索马里独立（索马里仍因部落冲突而四分五裂）。索马里兰拥有自己的军队保卫边境。几十年来，这里从未出现过严重的饥荒。当地的百姓仍然贫穷，无力购买进口加工食品，所以他们继续种植和食用本国的食物，正因如此，他们非常健康。即使是老年人的牙齿也洁白无瑕，没有蛀牙（无须使用牙膏），心脏病、哮喘和阿尔茨海默病在这里几乎闻所未闻。他们很少患糖尿病、高血压、纤维肌痛或炎症性肠病（IBD）。他们的孩子也没有注意缺陷障碍或者多动症。这里也没有过敏性疾病。

  索马里兰的人民对这些疾病有一定的抵抗力，因为他们（尚未）没有接触到加工食品中的人工添加剂，而且他们食用的天然食物中含有那些具有抗炎作用的植物化学物。这个人口群体非常健康，虽然年长者曾经历过饥荒，但他们对现代病有一定的抵抗力。当饥荒在索马里兰成为遥远的记忆时，肥胖症及现代病的浪潮，及其带来的死亡和痛苦，席卷了世界其他大部分地区。

第4章
重要的不是食物中的卡路里，而是卡路里的来源食物：
食物中的体重增加信号

CHAPTER 4
It's Not the Calories in the Food, It's the Food in the Calories:
Explaining the Weight-Gain Signals in Food

灵长类动物园
The Primate Zoo

在医学院开学前的那个夏天，我和一位朋友乘火车环游了欧洲。那次假期中有一个片段至今仍清晰地印在我的脑海中，就是我们参观巴塞罗那动物园的时候。那时正值盛夏，我们四处走动，天气酷热难耐。我一直对猴子很感兴趣，所以我们首先去看了猴子。当我们走近关着白脸猴（身子是黑的）的地方时，我注意到其中一只猴子正紧贴着围栏，准备迎接我们。当我走近时，它盯着我，伸出一只手，像一个被关在笼子里的老乞丐向我祈求些什么。它另一只手的拇指和食指之间夹着一支刚点燃的香烟。这只猴子深深地注视着我，眼神里面充满了哀求和悲伤。然后它漫不经心地吸了一口烟，从紧闭的嘴唇间吐出烟雾。这只猴子曾被残忍地教会了抽烟，当作表演的把戏，它现在却成了"瘾君子"，一辈子被关在远离自然家园的地方。那种灵长类动物与灵长类动物之间悲伤的对视，深深地刺入了我的心，我永远都不会忘记。

我们人类与黑猩猩这种灵长类近亲之间的DNA相似度高达98%。我们在很多方面都极为相似，有着相同的核心驱动力和欲望。我们都喜欢玩耍，也喜欢交朋友，我们都能记忆、学习和模仿，我们都有是非观念，偶尔也会与其他群体开战。尽管黑猩猩从未掌握用火的技能而无法烹饪食物，但它们也更喜欢煮熟和加工过的食物，而非生的食物。人类的思维方式和猴子一样，它们都有灵长类动物的大脑；在我们所创造的宗教和法律的约束下，我们能够成功地建立起庞大的社会。

想象一下，你去了一家动物园，在参观黑猩猩时，你发现这家动物园喂养它们的方式与众不同。饲养员不会在规定的喂食时间给黑猩猩喂香蕉、橙子、芒果和坚果，而是让它们随时都能吃到食物。它们只需按下绿色或红色的按钮，选择的食物就会自动出现在投食口。这样一来，饲养员就有更多空闲时间去做其他工作了。动物园希望动物们能快乐，所以给黑猩猩提供了更多的食物选择。它们按下绿色按钮时，投食口就会出现各种新鲜水果和坚果；而按下红色按钮时，投食口则会出现各种人类加工的食物——蛋糕、巧克力棒、薄脆饼干、薯片、饼干和甜饮料。

你注意到猴舍里到处都是被丢弃的食品包装纸。提供新鲜水果的绿色按钮基本上被忽视了。黑猩猩看起来挺开心的，它们坐在树枝上，一边吃着最爱的零食，一边尖叫、梳理毛发、打闹嬉戏，但在这个猴舍里有个不同之处：大多数猴子胖得不行，有些猴子身上的赘肉太多，以至于行动不便，爬树也困难。

如果你参观了这家动物园，你会怎么想？你会为动物园给猴子提供美味的食物而赞扬它，还是会举报它虐待动物？

现在请把思绪转移到你当地的超市，再次想象一下，在食品区里，黑猩猩聪明的表亲智人（Homo sapiens），推着装满食物的购物车四处走动。我们的大脑和黑猩猩一样，倾向于选择那些甜味十足、包装色彩鲜艳的加工食品。这类被圈养的人容易生病，而且大部分体重超标。

我们为自己打造了一个的残酷的"动物园"，里面充斥着许多令人上瘾但完全合法的人造食品。然而，尽管我们聪明绝顶，却也对这些食品为何会让我们生病而感到困惑。在上一章中，我们了解到现代超加工食品是如何引发炎症、神经疾病和过敏性疾病的，但这些食品是如何轻易地增加我们的体重的呢？难道仅仅是因为它们所含的卡路里吗？

指示体重增加的食物
Foods That Signal Weight Gain

传统理论认为，现代加工食品与肥胖有关，因为这些食品卡路里较高，味道美味，因此我们会过量食用，摄入的卡路里超过了消耗的卡路里，多余的能量以脂肪的形式储存起来。但正如我们在第1章中了解到的，体重增加和肥胖不受意识控制。如果我们的体重锚点稳定，那么我们就会下意识地通过提高代谢来消耗更多能量，并降低食欲来减少能量摄入。体重的自我调节方式与水分的调节相似：如果我们喝了太多水，身体会通过增加尿液来平衡，而不是突然开始保存水分。

那么，当我们摄入加工食品时，为什么我们的身体不能调节体重呢？为什么加工食品似乎会提高我们的体重设定点，并将我们的体重锚点上调呢？让我们来看看三种最常见的食品添加剂，它们会扰乱大脑的体重控制中枢，并向大脑发出增加体重的信号：

- 糖
- 果糖
- 植物油

现代食品含有大量的糖、果糖和植物油。其中任何一个单独存在时都可能导致代谢紊乱，向身体发出增加体重的信号。当这些信号在超加工食品中叠加时，其影响可能会非常强烈，并导致如许多患者向我描述的那种无法控制体重的绝望感。

糖

Sugar

正如我们在第1章中所了解到的，我们的体重受瘦素激素控制，而瘦素来源于我们的脂肪细胞。体重越重，向大脑发出的瘦素信号就越多，大脑通过降低食欲和提高代谢来做出补偿。在与体重增加的拉锯战中，我们轻而易举地就能取得胜利。当瘦素反馈机制正常运转时，大脑可识别出体重和脂肪储存的增加，并通过自然降低食欲和提高代谢轻松将其减掉。

让我们再重复一遍，因为这是理解体重的关键所在：如果体内脂肪含量增加，那么就会产生更多的瘦素。大脑感知到瘦素，就会明白我们体内的脂肪超过了所需，于是降低食欲，提高代谢，从而控制体重增加（参见图1）。

然而，糖和含有精制碳水化合物（其作用与糖相同）的食物，如小麦制品（面包、蛋糕、饼干和意大利面），可以通过胰岛素阻断瘦素的保护性反馈机制。我们食用这类食物越多，食用频率越高（例如当今盛行的零食文化★），胰岛素反应就会越强烈。胰岛素会阻断瘦素信号（参见图2），这意味着大脑无法感知到体内脂肪的含量，因此不能对我们因食用美味且令人上瘾的超加工食品而摄入过多卡路里所导致的体重增加做出反应。

从历史上看，人类从未接触过含糖量如此之高的食物，也不会如此规律地食用这些食物，因此瘦素信号一直发挥正常作用，保持体重稳定。即使在历史上的饱食时代，人类也没有出现肥胖

★ 在20世纪60年代以前，人们在两餐之间吃零食的情况很少见。20世纪60年代和70年代，美国膳食指南改变了人们的饮食习惯，吃零食变得越来越流行。人们开始摄入更多的碳水化合物，因为膳食指南指出饱和脂肪是有害的。随着碳水化合物摄入量的增加，人们在两餐之间的血糖波动情况也愈发明显。食品行业推出了零食来帮助人们在两餐之间维持血糖水平。最近一项关于饮食习惯的研究证实，97%的人会在两餐之间吃零食。

问题，因为他们能够通过瘦素系统来控制体重，就像野生动物在自然食物充足时也不会突然变得肥胖一样。然而，这条规律对于一些冬眠或迁徙的动物来说是个例外，它们会对自然界信号做出反应，导致体重迅速增加。不幸的是，这种信号在人类身上也起作用，它隐藏在加工食品中。接下来，让我来解释一下人类体重增加的第二个信号。

果糖开关

The Fructose Switch

最近发现，果糖是人类体重增加的一个诱因。它也是导致许多动物（和鸟类）在冬眠或长途迁徙前突然大幅增加体重的原因。不幸的是，现在已知，食用过多果糖含量较高的加工食品的人类，也会激活这一开关。

植物有一种很巧妙的繁殖方法，即通过果实进行繁殖。它们会结出色彩鲜艳、味道甜美的果实。黄色、红色、橙色或紫色的果实向动物发出信号——高能量食物唾手可得。动物（或人类、鸟类）吃下果实后，能从植物中吸收宝贵的能量。作为交换，动物会把吃下的果实的种子传播到远方。通过这种生物间的交易，植物能够将其后代传播到遥远的地方，增加未来生存的机会；而作为交换，动物则获得了果实中的能量。

果实中大部分的卡路里是由果糖提供的，但更重要的是，它也对摄取了果实的动物发出了某些指令。果糖对动物来说非常甜，能开启大脑中的奖赏回路，带来愉悦感，然后训练动物反复食用这种果实的行为。习惯就这样形成了（我们将在本书的第二部分详细讨论奖赏和习惯）。未来，动物再次看到鲜艳的果实就会触发这种程序化的自动行为，节省了思考所需的能量。每一次食用这些鲜艳、甜美的果实，就会让习惯变得越来越深刻，动植物之间的关系也变得越来越紧密。

但最近人们又发现了果糖传递给我们的另一条重要信息。我们知道，成年动物通常能终生保持相对健康的体重。如果某天它们吃得太多，第二天通常就会吃得少一些。如果动物因为挨饿而体重减轻，或者因为过量进食而体重增加，一旦重新回到正常的饮食环境中，它们往往会恢复至健康的体重。然而，一些动物，包括冬眠前的棕熊、松鼠，还有许多长途飞行前的候鸟，会在短时间内突然大幅增加体重，这是它们的生存机制。在许多物种中，导致这种体重猛增的因素是果实中的果糖。棕熊在秋季每天可以吃掉30千克的果实，体重能增加至300千克，将近翻倍。候鸟在迁徙前每天会吃掉相当于自身体重4倍的果实，体重增加50%以备长途飞行。

冬眠前，动物会变胖并发生糖尿病
Before Hibernating, Animals Become Obese and Diabetic

这些动物的体重显著增加的某些特征是共通的。脂肪增加通常发生于内脏器官周围而非皮肤下（这被称为内脏脂肪），血糖水平很高（就像糖尿病患者一样），血压也很高。事实上，这种为了生存而增加的体重类似于人类的一种被称为代谢综合征的疾病，这种疾病常见于肥胖症人群中。这是否意味着这些冬眠和迁徙的动物与人类有着共同的肥胖开关？一种源自环境的体重增加信号？

理查德·约翰逊（Richard Johnson）教授是《大自然希望我们变胖》(*Nature Wants Us to Be Fat*)一书的作者，他坚定地认为生物体内的脂肪开关存在于果糖中。当约翰逊在冬眠和迁徙的动物以及人类体内发现了果糖"包裹"。细胞打开它时，会消耗细胞的能量货币（ATP）。一旦察觉到这种消耗，就如同遭遇银行挤兑一样，人们感到恐慌，纷纷抢夺货币以避免其消失。在动物（包括人类）身上，也会出现类似的恐慌，导致它们试图尽可能多地摄入卡路里。于是，出现食欲旺盛的感觉和觅食行为，脂肪储备增加，血糖水平升高，血压也会升高。

这就是果糖信号。对于野生动物来说，这是一种适当的反应，可以增加它们未来应对食物短缺的生存机会。然而，对于人类来说，并不存在食物短缺的问题——只有肥胖、糖尿病和高血压。对于动物（或鸟类）和人类来说，果糖开关触发了相同的生物学变化，但结果却是前者得以生存，而后者健康受损。

直到最近，果糖才以如此高的含量进入我们的食物供应，高到足以触发果糖导致体重增加的开关。在20世纪50年代和60年代，美国普通糖的价格很高，因为甘蔗生长需要炎热潮湿的气候，除了南方腹地，美国大部分地区都无法种植甘蔗。因此，甘蔗必须以高昂的成本进口。玉米是美国的主要粮食作物，在美国大部分地区都能生长，产量较高。而且由于政府对种植玉米的农民给予了丰厚的补贴，因此玉米价格一直非常低廉。

玉米粒中的白色淀粉由长链葡萄糖分子构成。科学家发明了一种工艺，利用酸和酶将这些长链分解成更短、更易消化的糖——右旋葡萄糖，即葡萄糖的一种形式。然而，尽管这种糖可以添加到食品中，但它并不像普通糖那样甜，因此无法代替普通糖。

20世纪60年代，美国和日本的科学家合作研发出一种工艺，将经过处理的玉米中的葡萄糖转化为果糖。他们利用一种廉价的主要粮食作物制成高甜度的糖替代品。这个替代品被称为高果糖玉米糖浆（HFCS）。

20世纪70年代，高果糖玉米糖浆开始加入加工食品中，这使得这些食品的生产成本更加低廉，而且味道更甜；到了20世纪80年代，它已经取代糖成为可口可乐的原料。然而，到2000年，高果糖玉米糖浆在食品制造商中的受欢迎程度达到顶峰，医生们越来越担心食用过多高果糖玉米糖浆会对健康造成危害。科学证据表明，食品中的高果糖玉米糖浆与肥胖、糖尿病和心脏病的风险增加有关。

我们现在已经知道为什么果糖与体重增加和糖尿病风险增加有关了。果糖在人体内的代谢过程与其他碳水化合物不同。葡萄糖进入细胞后会被代谢，产生能量。这些能量要么被储存起来，要么被立即消耗。这是所有食物进入人体后经历的正常过程，在消化过程中被转化为能量。

然而，果糖不同，因为果糖在分解过程中会耗尽细胞的能量生成能力。细胞通常使用的能量货币（ATP）会被转换为一种无用的货币（一磷酸腺苷，AMP），然后被细胞破坏分解掉。能量货币耗尽后，细胞进入低能量状态，细胞向大脑中的体重控制中枢发出信号。大脑对低能量信号的反应是食欲增加和代谢能耗降低。这会导致更多的能量储存，随后体重增加。

导致体重增加的果糖开关
The Fructose Weight-Gain Switch

为了应对食用高果糖玉米糖浆带来的健康后果，英国于2007年禁止其作为食品添加剂，此时距离高果糖玉米糖浆被引入英国食品体系已经过去了40年左右的时间。

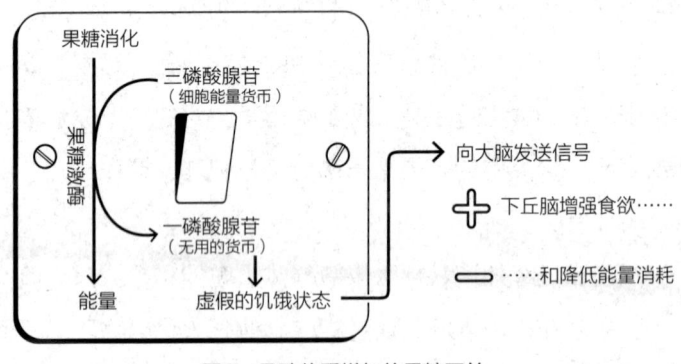

图5　导致体重增加的果糖开关

然而，就果糖含量而言，高果糖玉米糖浆与普通糖并没有太大的差别。高果糖玉米糖浆中果糖含量大约为55%，而普通糖中的蔗糖分子是由一个葡萄糖分子和一个果糖分子结合而成的，这意味着蔗糖中的果糖含量为50%。

因此，糖对代谢的双重打击在于，一方面阻断瘦素信号通路（通过增加胰岛素），另一方面激活果糖开关并造成虚假的饥饿感。这就引出了一个问题：为什么英国的食品安全监管机构禁止使用高果糖玉米糖浆，却没有禁止使用普通糖？

苹果是果糖含量最高的水果之一。这就是纯天然苹果汁尝起来特别甜的原因，也是浓缩苹果汁在加工食品中仍被视为"天然"食品甜味剂的原因。虽然新鲜水果中的果糖含量不足以触发导致体重增加的果糖开关，但如果过量饮用浓缩的天然果汁，可能会通过果糖途径触发不健康的体重增加。

所以，正如我们所见，食品科学家通过化学手段对玉米进行简单加工，将其转化为带有甜味的果糖，无意间让这种有毒的、易使人发胖的添加剂大量进入我们的食品供应。但玉米不仅可以被转化为果糖，还可以被加工成植物油……这是导致我们体重增加的第三个常见诱因。

植物油

Vegetable Oils

多年来，我们一直被告知诸如葵花籽油、芥花籽油和菜籽油之类的植物油对我们的健康有益。通常，这些油在其包装上标有明显的"心脏健康"或"高ω-6"字样。虽然过去的研究表明这些油能保护我们免受心脏病的侵害，但最近却被证明是错误的。2016年，美国国立卫生研究院（NIH）的研究人员重新审查了一项名为明尼苏达冠心病试验（Minnesota Coronary Experiment）的著名研究，该研究于1968年至1973年进行。这项研究招募了数千名精神病患者，并把他们分成两组。其中一组继续正常的美式饮食，即含有大量饱和脂肪，如黄油、牛奶、奶酪和肉类；另一组则食用类似的食物，但用植物油（在该试验中为玉米油★）代替饱和脂肪。

该试验旨在证明饱和脂肪会增加心脏病患病风险——这一理论被称为"饮食—心脏假说"（diet–heart hypothesis）。该试验定期检查受试者的胆固醇水平和心脏健康状况。1989年发表的初步研究结果表明，改用植物油的人群胆固醇水平更低，但两组人群患心脏病的情况没有差异。该研究认为这是因为研究时间不够长，尚不足以显示对心脏病的影响——未来对两组受试者进行进一步分析，则会显示出差异。该研究得到的结论是，随着时间的推移，植物油组的低胆固醇水平最终将转化为更少的心脏病发作和更长的寿命。这些发现促使美国政府修改其膳食指南，鼓励人们少食用饱和脂肪（黄油、鸡蛋、红肉），改用植物油烹饪，多吃谷物。

★ 一种含有高水平亚油酸（ω-6的一种形式）的植物油。

该研究的研究人员假设长期食用植物油有益健康。他们当初开展这项试验的目的就是想证明饱和脂肪会导致心脏病，但他们并未公布这项试验的长期结果。当结果数据看起来无法证明他们的假设时，研究人员就决定不公布试验结果。事实上，他们刻意隐藏了这些结果，因为结果与饮食—心脏假说相悖。

40年后，当美国国立卫生研究院的研究人员查看历史数据时，他们发现试验结果与假设相反。尽管植物油组人群的胆固醇水平显著降低，但并不能转化为更低的心脏病发病率。事实上，采取所谓"心脏健康"饮食的那组受试者比继续美式饮食的那组受试者去世得更早。这些结果未被发表的原因直指医学研究中的关键偏倚：因为研究结果没有证实研究人员的假设，所以他们决定不发表，从而导致数十年来人们一直错误地认为植物油有益心脏健康，而饱和脂肪有害健康。

这就是你在本地超市里看到的各类植物油背后的故事——这些食用油被我们普遍认为是"健康的"。从很小的时候起，我们就被灌输了这样一个错误观念：植物油有益心脏健康，而饱和脂肪会增加心脏病的患病风险。但那一排排的瓶装金色油并非超市里唯一的植物油，它们只是较容易被我们发现。在其他货架上的加工食品中，也被加入了很多的植物油。植物油存在于很多美味的加工食品中，但较为隐秘，我们很难发现。

植物油，和高果糖玉米糖浆一样，是由价格低廉的主要粮食作物通过复杂的化学加热工艺制成的。事实上，食品科学家非常聪明，他们既能将玉米变成具有甜味的高果糖玉米糖浆，也能将它变成植物油。许多被制成植物油的种子，如棉籽和油菜籽，都不是人类的食物，它们通常会被农民丢弃。这些油的精制过程意味着，农民现在可以将垃圾作物卖给油厂了。

植物油如今在我们的食品体系中非常普遍，从厨房里的食用油到橱柜中的加工食品，再到我们外出时吃的快餐或送上门的外卖，都有它们的身影。植物油的生产成本很低，不久前还被认为对心脏健康有益。但它们究竟是如何影响我们的健康呢？

必需脂肪与健康
Essential Fats and Your Health

大自然为我们提供了两种必需脂肪酸（essential oils）。我们都知道"人如其食"这句谚语，这当然也适用于食品。必需脂肪酸在我们的饮食中至关重要，因为我们无法在自己的体内合成它们，只能从外界摄取。在这方面，它们与某些维生素相似，如果不通过食物摄入，就会导致相应的营养素缺乏。

两种必需脂肪酸是 ω-3 和 ω-6。它们存在于细胞壁上，会影响胰岛素信号传导和炎症。为了能有效协同工作，ω-3 脂肪酸和 ω-6 脂肪酸需要保持一种平衡。任何一种必需脂肪酸过多都会影响我们身体的正常运转，导致健康问题。

ω-3 脂肪酸存在于绿叶植物和海洋藻类中，以及任何食用这些植物或藻类的动物或鱼类体内（例如草饲牛肉和野生海鱼）。ω-6 脂肪酸存在于种子和坚果中，以及食用这些种子或坚果的动物体内（例如谷饲鸡肉和猪肉）。你体内的ω-3脂肪酸和ω-6脂肪酸的比例取决于你摄入这些脂肪酸的量。

ω-3脂肪酸在空气中容易氧化，导致食物在短时间内变质。相比之下，ω-6脂肪酸在空气中相对稳定，不易快速氧化，这意味着含有ω-6脂肪酸的食物能长久保存。想象一下，把一盘鱼（富含ω-3脂肪酸）和一盘新鲜花生（含有ω-6脂肪酸）放在厨房里几天。鱼会变质，而花生由于含有更稳定的ω-6脂肪酸，能保存更长时间。

含有ω-3脂肪酸的食物容易氧化变质，迅速"腐烂"，这意味着食品公司需要去除食品中的这种脂肪酸，才能保证食品拥有更长的保质期。因此，在所有加工食品中，几乎都不存在ω-3脂肪酸，仅在新鲜蔬菜、肉类和鱼类中才能找到适量的ω-3脂肪酸。

ω-6脂肪酸在植物种子油中含量极高（玉米油、葵花籽油、棉籽油和菜籽油中含有这种脂肪酸）。因为ω-6脂肪酸在空气中更稳定，不易氧化，因此它是理想的食品添加剂，适用于需要较长保质期的加工食品。这就是现代食品中大部分都含有ω-6脂肪酸的原因。

现代食品加工意味着我们饮食中的ω-3和ω-6已经失衡，且大幅向ω-6倾斜。这也意味着细胞壁上这两种脂肪酸的比例也发生了变化。过去，正常的ω-3与ω-6比例应在1∶1和1∶4之间，略偏向于ω-6。最近进行的一项对现代加工食品消费人群的研究表明，这一比例已经逐渐走向了1∶20至1∶30。我们身体的所有组织中的亚油酸（玉米油中所含的 ω-6 脂肪酸）水平都偏高。

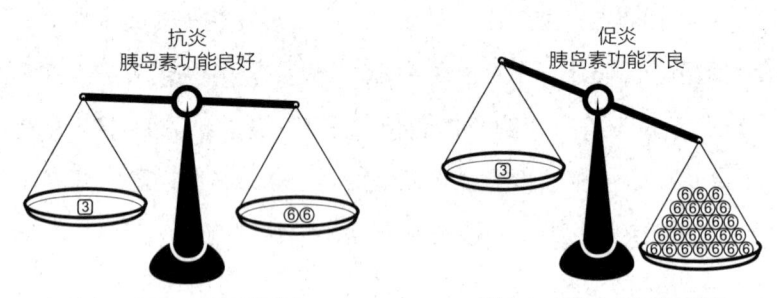

抗炎
胰岛素功能良好

促炎
胰岛素功能不良

过去ω-3和ω-6比例的状态　　　当今ω-3和ω-6比例的状态

图6　过去和当今的 ω 脂肪酸的比例状态

ω-3 脂肪酸和 ω-6 脂肪酸对我们身体的影响截然相反。ω-3 能抑制炎症，促进细胞信号传导，帮助胰岛素正常运转。而 ω-6 会增加我们体内的炎症，阻碍细胞信号传导，导致胰岛素无法正常发挥作用。如果胰岛素不能正常发挥作用，那么就需要更多的胰岛素来处理我们摄入的糖和碳水化合物。

垃圾食品=糟糕身体
Junk Food = Junk Body

摄取大量植物油和加工食品的人体内 ω-6 脂肪酸水平较高，导致胰岛素需求增加。胰岛素水平升高对瘦素信号传导系统的影响与高糖/高碳水化合物饮食一样。传递体内脂肪储存充足这一信息的瘦素信号被胰岛素阻断，因此不能被大脑识别。大脑无法感知到高瘦素信号，反而将其解读为低瘦素水平和低脂肪储存，进而通过生存机制来增强食欲和降低代谢能耗——这与大脑应有的作用以及读取脂肪信号后应做出的反应恰恰相反。简而言之，高 ω-6 水平破坏了瘦素信息传导系统，从而导致体重增加。

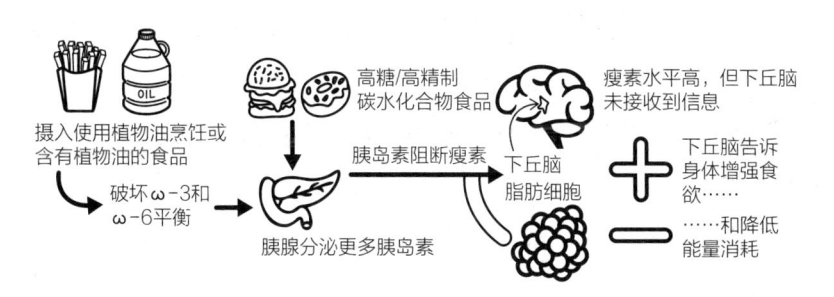

图7 植物油引起的体重增加失控

重要的不是食物中的卡路里，而是卡路里的来源食物

It's Not the Calories in the Food, It's the Food in the Calories

加工食品中含有大量卡路里，美味可口，令人上瘾。但有些人的肥胖问题并不是加工食品中的卡路里所导致的。正如我们在本章中了解到的，加工食品中的某些成分会影响我们的身体，导致体重增加。糖、精制碳水化合物和植物油会导致胰岛素水平升高。胰岛素会阻断来自脂肪细胞的信号（瘦素），而瘦素通常会向大脑传递我们正确的脂肪水平。

果糖，存在于高果糖玉米糖浆、水果甜味剂和果汁中，会以不同的方式升高我们的体重设定点，导致体重增加。细胞处理果糖后，其生成能量的能力会被耗尽，然后细胞会向我们发送一个虚假的饥饿信号，导致食欲增强和体重增加。

最后，应该记住，普通糖含50%果糖，它既可以阻断瘦素传导通路，又可以通过果糖导致体重增加。

所以，我们已经了解到，导致体重增加或引发炎症的原因不是加工食品中的卡路里，而是这些食品向我们身体传递的信息。在新鲜的食物中，这些信息非常微妙，但当它们被提取并转移到加工食品中时，它们被浓缩到极高的水平，从而被放大。原本可能只是轻微引导我们做出某种行为的生物信息，如今却像大锤一样猛击我们的代谢，打乱我们正常的调节机制，导致成瘾行为、不良习惯形成、体重增加以及常见的炎症性疾病。

但是为什么植物要先向我们传递信号，植物和动物是如何在这种信号传递中获益的呢？在下一章中，我们将探讨植物信号传递对我们健康和幸福的重要性。

第 5 章
植物医学

CHAPTER 5
Plant Medicine

"活力与美丽是大自然赐予那些遵循其法则生活的人的礼物。"
——列奥纳多·达·芬奇（Leonardo da Vinci）

伦敦，2023 年 1 月
London, January 202

为了逃避坐下来写书，我无所不用其极。我的电子邮件都已经回复完毕，有些甚至在几秒钟内就回复了，我的网站改版已经完成，我的公寓打扫得干干净净，植物浇了水，书桌已经整理妥当，铅笔削好了，稿纸也码放整齐……能拖一天是一天的写作任务，这次真的躲不过去了。我的私人助理纳塔莉喜欢我这样——高效极了（这可不常见）。但现在我得坐下来，把自己脑子里为这本书收集的所有想法都写下来。写作前的最后一个步骤就是什么都不做，静坐半个小时。受奥利弗·伯克曼（Oliver Burkeman）的书《四千周》(*Four Thousand Weeks*，如果我们幸运的话,这是我们活在这个世界上的时间)的启发,我打算在这30分钟里好好享受生活,不碰手机、电视、收音机,甚至连书也不看。

从我在伦敦的公寓能俯瞰泰晤士河的美景,我坐在公寓窗边的安乐椅上,深吸一口气,放松下来。世界开始变得生动起来……涨潮的河水涌来,我听到了波浪拍打的声音;海鸥在远处鸣叫,优步通勤船轰隆隆地驶过;才刚下午,冬日的太阳就已经西沉到切尔西桥的下方,河面上开始闪耀着金色的光斑;一对慢跑者穿着防寒装备,边跑边愉快地交谈着,他们呼出的水汽一碰到冷空气就凝结成了小水珠和冰晶。

沐浴阳光——我们的卡路里是如何产生的

Catching the Rays – How Our Calories Are Made

我起身去查看薇薇安,那是我养的一棵非常大的室内植物,她陪伴了我好多年,她的树干看起来像是编了辫子一样。*6个月前,我把薇薇安搬进公寓时,她在电梯里受了重伤。那部双人电梯勉强能容得下一个人和一棵小树(我被她的枝条挤在电梯角落里,就像憨豆先生一样)。她搬进公寓时已经奄奄一息,许多枝干和嫩枝都被折断了,只剩原来一半大小。但如今,她沐浴在阳光下,看起来美极了。她已经恢复到原来的大小,甚至更大了;

★ 摇钱树,或马拉巴栗。

她的叶子像热带植物一样繁茂，新长出的枝条上还滴着黏糊糊的汁液。几周前，薇薇安就已经长到了2米多了，碰到了天花板，我经常修剪高处的叶子，一簇又一簇地剪掉，但她还是在不停地生长。它被种在那种自带灌溉系统的盆里，底部有一个蓄水池，往上是砂砾，再往上是泥土。蓄水池满的时候能装6升水，但薇薇安一周就能把它用完。奇怪之处在于，盆里的土壤并未减少。她已经长到了原来的三倍大，但看起来她的生长过程并未消耗任何土壤。薇薇安惊人的生长速度是从哪里来的呢？

柳树实验
The Willow Tree Experiment

植物生长以土壤为食的理论起源于古希腊时代，直到1640年，布鲁塞尔一位名叫扬·巴普蒂斯塔·范·海尔蒙特（Jan Baptista van Helmont）的科学家对该理论进行了检验。他痴迷于质量守恒，也就是说，当某物生长时，这种生长从何而来？他对植物的生长特别感兴趣。

海尔蒙特利用了5年的时间进行了一项柳树实验。他观察并记录了自家花园里一棵柳树的生长情况，测量了柳树盆里的土壤量。在实验结束时，这棵树的重量增加了74千克（相当于一个普通成年男子的体重），而土壤量只减少了57克（四分之一）。他得出结论，植物并非通过土壤中的养分生长，而是通过水分生长。但我们现在知道，这个结论并不完全准确。就像海尔蒙特的柳树一样，薇薇安的叶和枝，这基本上是它的整个架构，由一排排的碳原子构成。

有时碳链可由数百万个碳原子构成，盘旋成坚硬的纤维素链——为树枝和树叶提供所需的结构和支撑。但水（H_2O）不含碳，所以海尔蒙特关于植物生长完全依靠水的结论是错误的。

我坐下来，望着我这位富含碳元素、枝繁叶茂的朋友。薇薇安惊人的生长速度以及构成其身体的碳元素必定来自某个地方，但不是盆里的泥土和水……我回想起过去在学校上过的生物课，想起植物会吸收二氧化碳，所以它的碳骨架一定是从空气中提取的。薇薇安最喜欢的食物就是空气中的碳。我呼出的二氧化碳（CO_2）会扩散到房间里，薇薇安将其吸收。我的一部分变成了薇薇安的一部分——这个想法真是令人惊叹。

所以，她的快速生长得益于盆中的水和空气中的二氧化碳（来自我的呼吸、慢跑者的呼吸、头顶飞过的飞机喷气、优步通勤船的引擎……），她利用从太阳获取的能量实现这种快速生长。8分钟前离开太阳表面的太阳光子波会以光速撞击到薇薇安的叶子，这引发了一种化学反应，将她吸入的二氧化碳分解成用于构建其骨架（和生长）的碳，和她呼出释放回房间的剩余氧气。

但是，除了生长和制造我们赖以生存的氧气，像薇薇安这样的植物还能转化并储存太阳的宝贵能量。构成植物碳骨架的数百万个连接键中都储存着化学能量。当碳链断裂时，会释放出一部分能量（想象一下拉开一个微型的圣诞拉炮）。这就是地球上所有生物能量的来源，我们摄入的所有卡路里（甚至包括超加工食品中的卡路里）也都来源于此。

了解植物和动物之间这种自然的相互作用十分重要。碳循环，即我们与植物之间的碳流动，对双方的生存都至关重要。其机制深深根植于双方的 DNA 中。同样重要且同样根植于我们体内的是从植物到我们的自然能量流动——我们如何滋养自己。这对于我们理解天然食物有益健康而现代食品会扰乱身体并引发疾病这一观点至关重要。

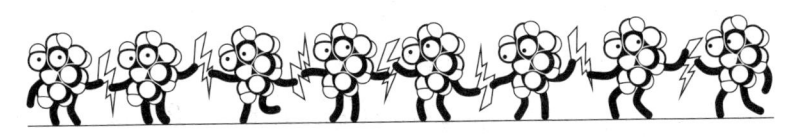

图8　碳水化合物能量列车

植物中的碳链储存着来自太阳的能量。当这些碳链断裂时，能量就会被释放出来。

如何制造可食用能量
How to Make Edible Energy

我无法消化薇薇安的叶子，但如果我请一只饥饿的山羊到我的公寓，它会吃掉薇薇安的叶子，将薇薇安从太阳吸收的能量转移到它自己的身体里。随着山羊的消化，叶子中的碳原子会被破坏（在氧气的帮助下），山羊会获得宝贵的能量，供其生存。这个反应的副产品是什么？山羊会把二氧化碳呼出到房间里，而薇薇安会重新吸收二氧化碳，碳原子会重新回到薇薇安的植物骨架中。

如果我把公寓密封起来，不让空气进出，再带进去50株像薇薇安一样的植物（并给它们浇水），那么这些植物和那只山羊都能存活好几年。它们彼此依赖，生存下去。

> **燃烧脂肪**
>
> 我们如何减肥？脂肪中储存的能量与植物储存能量所用的碳链类型相同。当我们需要利用脂肪作为能量时，氧气（我们吸入的）会分解这些碳链并释放能量。当碳链断开时，单个碳原子与氧气结合生成二氧化碳，然后被呼出体外。我们呼出的二氧化碳来自燃烧的脂肪，这与汽车尾气的原理类似。想象一下，通过节食或大量运动来减重。当你呼出二氧化碳时，脂肪会随之减少。脂肪减少不是通过消化系统排泄实现的，而是通过呼吸完成的。

生命的呼吸

The Breath of Life

碳循环是所有生物学学生都熟知的常识。植物和动物相互依存，彼此受益。植物吸入碳并吸收太阳的能量，将它们储存在碳链中，然后释放氧气。反过来，动物利用植物食物的能量，产生

植物继续生长所需的二氧化碳。★

但是,动植物之间的关系要比简单的碳和能量转移复杂得多——这种关系可以追溯到数百万年前。动物之所以会有某些行为,是因为植物食物中所含的信息;作为回报,植物(不能在地球上四处走动)利用动物,尤其是鸟类和蜜蜂,将它们的种子传播到世界各地,有助于它们的生存。我们在上一章中讨论过的果糖就是一个例子。

食物信号是一种化学物质,主要围绕着食物中的卡路里存在。它们为我们提供外部环境的信息,并引导我们的身体如何利用卡路里——是储存起来还是消耗掉。就像天气环境的变化会让我们在暴晒时出汗,在天气变冷时发抖一样,我们在摄入食物能量时也伴随着有关当前环境的信号——我们的身体能感知到这些信号,然后做出反应。

植物向我们传递的化学信息
Plants' Chemical Messages to Us

除了前文描述的维生素和 ω 脂肪酸,植物还含有数千种

★ 我们每天制造并呼出1千克二氧化碳。当它们被分解时,每天会产生200克的碳排放。一年下来就是73千克的碳,这足以让任何一个正在考虑要生很多孩子的环保积极分子三思而行。然而,植物喜欢高碳环境。对它们来说,这意味着有更多的含碳食物可供利用,它们会吃得更多,长得更快。随着地球碳含量的提高,植物(和藻类)的生长速度会加快。如果没有这种全球自我调节机制,气候危机将会更加严重。

生物活性*成分，这些成分构成了植物与人类之间的主要信息传递系统。这些新发现的植物中的化学物质被称为植物化学物（phytochemicals），就像维生素和 ω 脂肪酸在被发现之初一样，人们对它们的了解还很有限。植物化学物对于植物来说有多种用途，当人类摄入这类物质时，它们会引发生物反应，从而对我们的健康，往往是我们的体重，产生较大的影响。据估计，现发现的植物化学物有 5 万至 500 万种，但大多数植物化学物的作用尚不明确。有些植物化学物被用作大家熟知的药物或娱乐性药物（阿司匹林、吗啡、咖啡因、烟草）。我们知道，许多生活在热带雨林中的部落把植物当作药房，利用从植物的叶子、花朵和树皮中提取药物来治疗疾病。

氧、氧化应激和抗氧化剂

地球的空气中 20% 是氧气。它将我们包围。正如我们在本章中所了解到的，氧气是植物生长过程中产生的副产品，对动物和人类的生存至关重要；没有它，我们就无法分解食物中的碳链，释放维持生命的能量。然而，氧气也有负面影响。它就像一种生物脱漆剂，会从它接触到的任何物质中夺取电子，在此过程中造成细胞损伤。这被称为氧化应激（oxidative stress）。在人类（和植物）体内，氧化应激会导致细胞死亡，增加癌症风险，并导致衰老。

★ 生物活性（bioactive）意味着能引起生物反应，包括任何能改变我们身体或精神的物质。

> 氧化（oxidation）会导致食物"腐烂"和变质。它还会导致金属腐蚀和生锈。抗氧化剂可以添加新的（电子）外层，使组织恢复正常。通过逆转氧化应激，它们能补充和更新我们的细胞，恢复我们的健康。

植物化学物对植物来说有多种用途，其中一些副产品对人类也有益处。

抗氧化作用

植物产生氧气，因此需要（甚至比人类更需要）应对氧化应激带来的后果，如果不加以控制，它将受到不可修复的损害。植物通过生成大量的抗氧化剂来抵御这种潜在的危险。这些有益健康的化学物质能吸引并清除氧化应激（这些电子被称为自由基），从而恢复植物的健康。当人类食用植物时，植物的抗氧化剂分子会继续在我们体内发挥作用，应对我们体内的氧化应激，恢复我们的健康。如果不加以控制，氧化应激会导致许多现代病，包括阿尔茨海默病和糖尿病。所有植物和水果都含有抗氧化剂，但蓝莓、草莓、覆盆子、紫甘蓝、豆类、甜菜、绿叶蔬菜、大蒜和姜黄等的抗氧化剂水平尤其高。

抗炎作用

为了抵御昆虫、细菌、病毒和食草动物的侵害，植物产生了数千种不同的抗炎化学物质。这些化学物质对大量食用它们的动物来说是有毒的，但在小剂量摄取时是有益的。正如植物抗氧化剂一样，当我们食用含有抗炎化学物质的植物时，它们会在我们体内继续发挥作用，以减缓由于自然衰老和许多现代病所引发的慢性炎症。富含这类物质的食物包括牛油果、西蓝花、蓝莓、姜黄、樱桃、橙子、番茄和葡萄。非植物类食物中也含有这类物质，如黑巧克力、红葡萄酒、绿茶和富含脂肪的鱼类。

味道、颜色和气味

与防止植物被吃掉的植物毒素相反，许多植物化学物可以吸引动物去食用植物。这些天然化学物质赋予果实诱人的味道和气味，并使它们呈现鲜艳的颜色，仿佛在说"快吃我吧"。色彩鲜艳的水果和蔬菜往往还含有高水平的抗氧化剂和抗炎化学物质。

越野生越好

The Wilder the Better

植物在恶劣环境或遭受侵害时会产生许多保护性植物化学物。野生植物所处的环境比农场受控的环境更不稳定、更危险，在农场里，人类会使用杀虫剂、围栏和灌溉系统保护植物，让它们安全生长。因此，农场种植的蔬菜所含的具有保护作用和有益健康的天然化学物质较少。你可能会注意到，来自传统农场的蔬菜比来自大型工业食品制造商的蔬菜闻起来更自然。此外，任何类型的食品加工都会降解和破坏植物化学物，因此食品加工程度越深，最终产品的健康作用就越弱。

天然食物不仅滋养着我们，还蕴含着有关周围环境的宝贵信息。我们新发现的植物化学物能够开启和关闭代谢途径，通常对我们的健康有益。

它们能减轻和缓解现代常见的慢性炎症和退行性疾病，并通过为细胞排毒来抑制肿瘤细胞生长。它们还能通过抗氧化作用来延缓衰老。

从新鲜食物转向加工食品的危险

The Perils of Switching from Fresh to Processed Foods

需要注意的是，当我们摄取过多加工食品时，我们的健康和幸福会受到双重打击。我们摄取的超加工食品越多，食用天然植物和动物食物的机会就越少，从而错失包括上述植物化学物在内的多种关键益处。我们不仅会从超加工食品中摄入有害的炎症化学物质和导致体重增加的信息，还会错失新鲜食物为我们带来的天然保护作用。

第6章 运动

CHAPTER 6 On Exercise

"运动的目的在于消除懈怠,强健体魄,磨砺精神。"

——植芝盛平(Morihei Ueshiba)

最近我和两个十几岁的女儿去了哥斯达黎加旅行。虽然我们并不经常骑车,但我们还是报名参加了一个骑行度假团。度假公司表示,"周末骑车的人"也能适应这个度假团的骑行强度。我天真地以为,只要会骑自行车,平时适度运动,我们就能好好享受这个美丽的热带国家。但是当我们到达那家小旅馆,见到骑行团的其他成员时,我的两个女儿起了疑心。我之前还向她们保证,只是悠闲地骑骑车,不会有别的。

在早餐时间,我们周围的许多同伴都穿着紧身骑行服,更令人担忧的是,有几位还自带了赛车坐垫,还有几位甚至自带了带锁扣的脚踏板。我们一边享用着美味的新鲜水果,喝着哥斯达黎加咖啡,一边听着热情的导游向我们介绍为期10天的行程安排:通常上午骑行一段,然后下午再骑行二三十千米……每天如此。

我的两个女儿转向我，异口同声地指责道："爸爸，你带我们参加的是个新兵训练营吧！"

这个假期的有趣之处在于，每天相当剧烈的运动，加上大量新鲜、精心准备且未经加工的当地食物，对我们的身体产生了怎样的影响。我们原本认为会变得更健康，体重也会减轻一些，事实是我们确实更健康了，但体重都增加了。在出发前，我们逐渐和骑行团里的其他成员熟悉了，我注意到许多男性骑行者，他们热衷于长途骑行，身体十分健康，但腹部都有明显的赘肉。在我看来，也许运动本身并不一定会使体重减轻。

运动如何影响我们的代谢？

How Does Exercise Affect Our Metabolism?

我们从研究中了解到，那些试图按照政府建议运动（150分钟/周）而不改变饮食习惯的人，一年下来体重只能减轻2千克左右。但我们也看到，健身房行业正在蓬勃发展，大多数健身房都人满为患，新健身房也不断涌现。有效的东西才会受欢迎，所以定期进行高强度运动肯定有其积极的一面。

当然，停止定期运动似乎会导致体重增加。我在门诊见过很多退役的竞技运动员，尤其是前游泳运动员。他们说，一旦受伤、无法训练或决定退役，他们的体重就会增加很多。而且一旦体重增加，就很难减下去。

那么，运动在体重调节方面的重要性何在呢？它比健康饮食更重要，还是更不重要？哪种类型的运动最好呢？

如果我们回到体重减轻（或增加）的"能量摄入与能量消耗"等式，那么从长远来看，通过增加运动量来消耗能量，进而导致体重减轻，这似乎是合乎逻辑的。运动量少和整天坐着不动则会导致体重增加，这也是合乎逻辑的。但我们在第1章中了解到，我们每天消耗的总能量中，只有一小部分来自剧烈运动——对于大多数不常去健身房的人来说，可能不到5%。我们身体消耗的大部分能量在我们开始运动之前就已经消耗掉了：我们总能量消耗的70%是由我们的基础代谢率（BMR）决定的。*剩下25%的能量用于日常活动，例如步行上班、做家务或从事一项爱好。这就是我们的被动能量消耗。

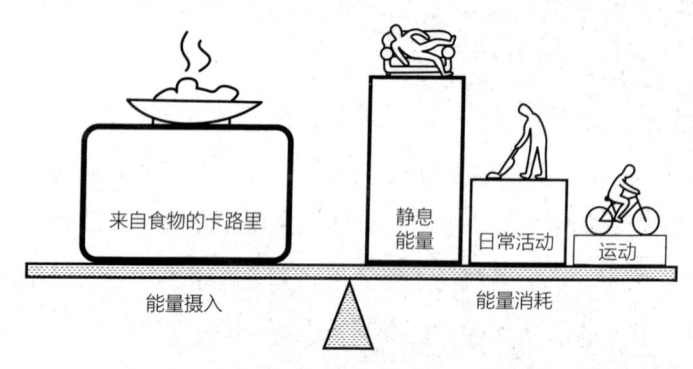

图9 正常每日能量平衡

当我们体重稳定时，我们摄入的能量（以卡路里计）由我们的静息能量消耗（70%）+日常活动产生的被动能量消耗（25%）+运动产生的主动能量消耗（不到5%）共同保持平衡。

★ 基础代谢率的能量消耗包括心脏将血液泵送至全身所需的能量、呼吸使血液充氧所需的能量、细胞生长和修复所需的能量、消化、免疫反应、发炎以及思考（最重要）所需的能量。在基础代谢率中，大脑能量消耗占总能量消耗的20%。

我们也知道静息代谢（BMR）是变化的。就像调光开关一样，它也会上下波动，这取决于我们的大脑是试图阻止我们增加体重（通过增加代谢）还是阻止我们减轻体重（通过降低代谢）。如果我们摄入能量过多，它会及时消耗这些能量；如果我们摄入能量不足，它会节省能量。年纪足够大、看过20世纪80年代电视上Ready Brek（一种即食麦片）广告的人，应该还记得那些吃了早餐粥的孩子们身上发出的橙色荧光。这是一种很好的想象静息代谢的方法——一种持续的内在光芒，让身体的重要功能平稳运行，但亮度可高可低。正如我们在第1章中了解到的，相同体重、身高和年龄的人在静息能量消耗上的差异可能高达700千卡，这相当于跑完10千米或进行1小时的混合健身运动所消耗的能量。

当我们运动时，我们的静息代谢会发生什么？如我们所知，它会对暴饮暴食或饥饿做出反应，那它是否会随着运动而改变？为了回答这个问题，美国人类学家兼代谢研究专家赫尔曼·庞策（Herman Pontzer）进行了一项著名的试验，将非洲猎人的能量消耗与伦敦和纽约的上班族进行了比较。

按照简单的"能量摄入与能量消耗"等式，我们本以为每天平均走19000步的非洲猎人会比上班族消耗更多的能量。然而，研究结果表明，两组的能量消耗相同。其他类似的研究也得出了相同的结论。例如，尼日利亚的女性农业工作者与芝加哥的女性上班族相比，在能量消耗方面没有差异，亚马孙农民和搬到城市从事久坐工作的同族成员之间也没有差异。

> **测量能量——人体呼气**
>
> 我们的能量来自糖和脂肪中碳键的分解（如第5章所述）。来自这些碳键所连接的碳原子随后会以二氧化碳的形式被呼出到空气中。我们的呼吸就像汽车的排气系统，将燃料使用后剩余的碳排出体外。这就是为什么当我们需要更快地分解碳键，在剧烈运动中获得更多的碳能量时，我们会呼吸急促，因为人体呼气系统正在将有毒的碳从体内排出。研究人员通过我们呼出的二氧化碳可以准确了解我们消耗了多少能量。

如果非洲猎人每天步行将近20000步，那么他们每天在运动上消耗的能量比上班族多出约600千卡。*为了保持相同的能量消耗，他们肯定会在其他方面节省能量来适应这种规律性的活动。这种能量节省来自静息代谢和被动能量消耗的降低。当身体关闭非必要功能时，静息代谢自然会代偿性降低，导致疲惫感产生，进而减少日常活动。猎人休息时活动比正常人少，睡眠时间也会更长。

一项针对一组超级马拉松运动员能量消耗的研究也发现了相似的能量平衡适应情况。2015年"穿越美国（Race Across USA）"赛事中，参赛者从加利福尼亚州跑到马里兰州，全程3080英里（约4928千米）。这相当于每天跑一场马拉松，每周休息一天。比赛持续了120天。研究人员发现，正如预期的那样，

★ 人类步行的效率很高。走1000步仅消耗30～40千卡能量，相当于一块巧克力。

开始比赛时，参赛者的总能量消耗增加，增加的能量为跑完26英里（约42千米）所需的能量。然而，仅仅一周后，他们每天的总能量消耗就减少了600千卡（与非洲猎人的能量节省情况相似），因为静息代谢和被动活动能量消耗减少。

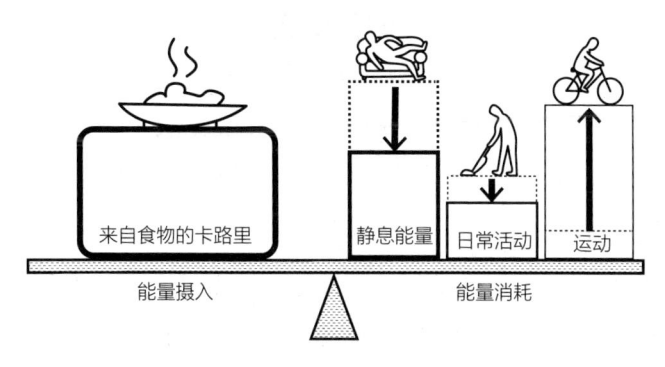

图10 运动增加后保持平衡

运动消耗更多能量但没有通过摄入更多食物来补偿时，能量平衡会发生变化。静息代谢能量消耗降低和被动活动能量消耗降低可补偿剧烈运动中增加的能量消耗。这会延缓减重的速度。

静息代谢（BMR）能量的节省是通过副交感神经系统实现的；运动员和猎人表现为更低的血压、更低的心率和更少的热损失，而且他们感觉更冷。此外，在免疫保护、生长和修复方面也节省了能量。

日常活动（被动能量消耗）的降低是由于疲劳所致。就像非洲猎人一样，运动员在夜间休息时的活动量比正常人少，而且睡眠时间更长。

这些研究证实，当我们的身体试图保持特定体重时，会将运动量考虑在内。你运动得越多，身体似乎就越会通过节省日常活动的能量消耗来进行补偿。这种适应能力似乎有一个上限,即每天600千卡——相当于在健身房运动1小时、上1小时的有氧健身课,或骑车1小时所消耗的能量。

增强食欲

Working Up an Appetite

我们知道,随着运动量的增加,食欲也会相应增强,因为身体会发出需要更多卡路里的信号。当摄入食物充足时(非洲猎人并非如此),运动所消耗的能量会通过摄入更多能量密集的食物来补偿。超级马拉松赛事的参赛者就是这样,因为每天通过降低代谢和休息而节省的能量仅够跑完四分之一的马拉松赛程。跑完其余赛程所需的能量则来自额外摄入的卡路里。

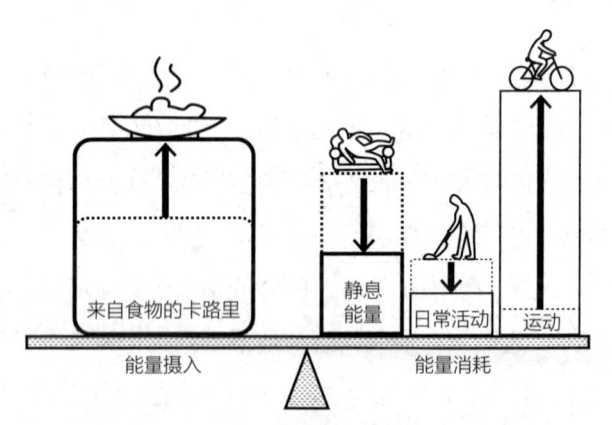

图11 极限运动的适应
跑完一场马拉松大约需要2400千卡能量。对于那些训练过的运动员来说,其中四分之一能量(600千卡)来自代谢效率的提高(通过降低静息代谢和日常活动能量消耗),其余的能量则通过增强食欲从食物中摄取。

经常去健身房运动的人在定期剧烈运动后也会出现相同的反应。他们会发现自己的食欲增强，因为身体会提示他们补充能量，同时他们也会感到疲惫，少动多睡，以节省日常活动消耗的能量。此外，随着代谢的减慢，他们的血压和心率会降低。就像你试图通过节食减重一样，身体会从两个方面进行反击：通过增强食欲来增加能量摄入，通过降低代谢来节省能量消耗。

倦 怠
Burnout

我们的身体可以通过降低代谢来适应低卡路里饮食，同样，当我们开始有规律的运动时，代谢效率也会提高。大多数优秀的运动员都清楚，过度训练可能会导致严重的健康问题，因为静息代谢会受到抑制，进而会对肌肉和组织的修复和免疫防御产生不利影响。倦怠，或过度训练综合征，会导致肌肉酸痛，频繁受伤，以及难以抵抗病毒或细菌感染。

减重需要多少运动？
How Much Exercise Is Needed to Lose Weight?

似乎我们运动得越多，代谢效率就越高，而饥饿感也越强。我们的身体通过调低代谢的调光开关并激活饥饿感来补偿消耗的卡路里。代谢节省的卡路里每天最多为600千卡左右。那么，如果我们的身体对卡路里的调节如此严格,去健身房的人是如何减重或保持体重的呢?

正如我们在第1章中了解到的,只有通过改变个体的体重设定点才能实现持续的减重。体内高胰岛素水平会阻断向大脑传递的信号(通过瘦素),这些信号会告知大脑我们的体重。由于信号传递出现故障(大脑无法感知到我们有多胖),大脑会误以为体重过轻,从而促使体重上升以应对过高的胰岛素水平。如果我们避免选择导致胰岛素水平升高的食品(糖、精制碳水化合物、植物油和加工食品),瘦素信号就能顺利传递,大脑感知到多余的脂肪,体重减轻就轻而易举。

运动带来的减重效果会以类似的方式作用于体重设定点。运动能使胰岛素变得更有效,这意味着需要的胰岛素更少,体重设定点降低,体重随之下降。此外,运动还会降低压力激素皮质醇。皮质醇通常会使人食欲大增,血糖升高,进而胰岛素水平升高。因此,通过运动降低皮质醇,间接减少胰岛素,进而实现减重。

但是适度运动尚不足以使体重明显减轻。每周运动150分钟,相当于每周运动5天,每天30分钟,这样一年下来仅能减重2千克。美国运动医学学会认识到运动减重的困难性。他们针对不同的减重目标给出了运动时间。

- 保持体重或改善健康:150分钟/周
- 阻止体重增加:200分钟/周

- 明显减重：300~420分钟/周
- 节食减重后，预防体重反弹：300分钟/周

我们的身体在运动时会严格控制卡路里（由于代谢效率和食欲），这意味着要实现明显减重的目标，你需要每天运动1小时。随着你变得越来越健康，你有能力进行更多的运动，意味着胰岛素和皮质醇水平很低，从而带来显著的体重减轻。然而，对于大多数人来说，很难在白天抽出这么多时间来运动，而且如此高强度的运动会增加肌肉受伤的风险。我们都知道当运动员突然停止运动时会发生什么……体重会迅速且持续地增加。

什么类型的运动最适合减重？
What Type of Exercise Is Best for Weight Loss?

大量研究表明，高强度间歇训练（HIIT）比负重训练或耐力训练（跑步、骑自行车等）更有利于减重。随着这种运动方式的好处逐渐清晰，21世纪初高强度间歇训练开始在健身房中流行起来。它要求进行短时间的极高强度运动，然后在其间休息。例如，先进行5~10分钟的热身，然后是30~45秒的冲刺（例如以最快的速度跑步或骑自行车），然后是90秒的慢速恢复型运动。其目的是让肌肉极度紧张，发生缺氧，从而在无氧情况下分解葡萄糖。这种训练被称为无氧（没有氧气）运动。无氧条件下葡萄糖分解的副产品是乳酸。为了防止乳酸过多堆积（可能导致肌肉痉挛），高强度间歇训练应控制在30分钟以内。

高强度间歇训练会增加肌肉紧张度，并导致生长激素（GH）的释放量激增300%~450%。生长激素具有很多益处，包括提高代谢、改善胰岛素功能、刺激免疫系统、增强肌肉、强壮骨骼，甚至改善大脑功能。在高强度间歇训练后的24~48小时内，生长激素都会保持较高水平，因此这种类型的运动只需每周进行2~3次。此外，高强度间歇训练还能提高脑源性神经营养因子（BDNF），其能刺激神经（大脑）通路，促进新的脑细胞生成，防止大脑功能退化。

与传统运动相比，高强度间歇训练不仅能提高代谢，有效减脂，而且非常节省时间。这种有效训练并不需要1个小时。

每天10000步
10,000 Steps per Day

我的很多患者在努力减重时，会使用智能手表来确保自己每天走10000步。他们相信这样有助于减重。但是，每天走10000步这种方法并非基于科学，而是由日本一家计步器制造商在1964年东京夏季奥运会前夕提出的。选择这个数字是因为日语中这个数字的写法像一个人在走路！

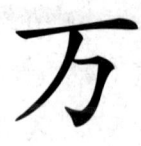

万

正如我们所了解的，人类步行的效率很高，每走1000步仅消耗30～40千卡能量（相当于一块巧克力）。因此，走10000步仅能消耗300～400千卡能量。对非高强度间歇训练的其他运动进行研究，结果显示身体会提高代谢效率来适应运动，但每天最多可提高600千卡。我们的身体很容易就能适应10000步的运动量，虽然在户外散步对我们的心理健康、身体健康和维生素D水平都有益处，但它对我们体重的影响微乎其微。

限制卡路里，然后运动
Calorie Restriction, Then Exercise

我们知道，通过节食和高强度的规律运动实现减重后，身体的代谢会急剧下降。我们的代谢效率是有上限的。例如，如果你将每天卡路里摄入量限制在1200千卡，并且体重有所下降，然后进入平台期，这意味着你身体的代谢已经适应，并且可能已经下降了600千卡，也就是说，与你的卡路里限制量相同。不幸的是，你只能维持每天1200千卡的摄入量，否则你的体重就会增加。但好消息是，在这种情况下，你的代谢可能已经达到了所能达到的最高效率。每天增加1小时的高强度运动，你可以将卡路里摄入量增加到1800千卡（运动使卡路里摄入量增加600千卡）。这样你就可以拥有一个相对正常的卡路里摄入量，而且体重不会增加（只要食物质量好）。许多运动者发现这是一种既能保持相对正常饮食体重又不反弹的好方法。

总之，运动，尤其是高强度运动，正如人们常说的那样，仍然是"青春之泉"，对健康有益。要通过运动实现显著减重，要么运动强度极高，要么每天运动时间很长。通过耐力型运动来保持减重效果也很耗时，但这样能实现更正常的卡路里摄入。

既然我们已经探讨了身体与营养之间的关系，那么本书的下一部分将转向我们的大脑和现代饮食环境之间的关系。

PART 2

MIND:

HOW OUR BRAINS HANDLE MODERN FOOD

第 2 部分

大脑：
我们的大脑如何处理现代食品

第7章
你是谁？
了解无意识行为——习惯与奖赏

CHAPTER 7
Who Are You?
Understanding Unconscious Behaviour – Habits and Reward

> "我们的重复行为造就了我们，因此卓越不是一种行为，而是一种习惯。"
>
> ——亚里士多德（Aristotle）

如果你曾在英国看过足球比赛，你可能会反复听到一方球迷高喊"你是谁"来挑衅另一方球迷。这是一个有趣且充满地域色彩的口号，但在另一种情况下，这是一个根本性的问题。

你是否曾思考过"你是谁"这个问题？你的回答或许会涉及你的性别、种族背景或国籍，也许还有你的宗教信仰、家庭关系，或者你是否为人父母，或许还会包括你的外貌、健康状况或残疾情况……但这些就是真正的你吗？

遇见自己

Meeting You

想象一下，你在一个房间里遇见儿时的自己、青春期时的自己、青年时的自己、中年时的自己，还有老年时的自己。这些人都是同一个人吗？他们都是你，不是吗？但是他们的身份相同吗？我们知道，在这些不同的阶段，我们的身体完全不同——这些不同阶段的身体里没有一个原子是相同的。我们不断地通过饮食、排泄、呼吸来从环境摄取物质或排出物质。在7年的时间里，你身体里的每一个部分都会被替换。那你的身份会不会改变呢？

我们每个人的身份，我们真正的自我，是由我们对世界的理解、态度和信念构成的，是我们的知识和智慧（或缺乏）。它们决定了我们如何应对所遇到的不同情况，决定了我们在某个特定时刻的身份。随着世界的发展，我们的身份也在不断地变化。甚至在你阅读这本书的时候，随着你了解到一个又一个新的想法和概念，你的身份也会发生变化，改变你对世界的看法和理解，特别是当涉及食物如何影响你的身心健康时。

但是，我们对世界的理解和体验就是我们的全部身份吗？想象一下，在你成年后的一个平常的工作日早晨，你从睡梦中醒来，意识开始清醒。你从床上爬起来，或许先去一趟洗手间，然后刷牙，洗澡，用毛巾擦干身体，穿上衣服，随后整理头发，化妆，让自己看起来精神一些。然后匆匆做个早餐，出门上车，开车去上班，停车，进入办公室，和同事们打招呼，最后坐在办公桌前。

自动导航

Autopilot

停下来想想这个场景。你从醒来到坐在办公桌前，这一系列动作都是自动完成的，根本不需要一丝一毫的意识。仿佛你就是一台自动机器，一个伪装在人类皮囊里的机器人，每天早上发生的一切似乎都是在自动导航模式下完成的。你洗澡时用香皂涂抹身体的方式，你用毛巾擦干身体的方法，你穿衣的顺序，你系鞋带的方式，你熟练操控复杂的汽车穿梭于车流中，甚至开门和关门的动作。所有这些，你每天都以同样的方式完成。这也是你的身份吗？

所有人都会受到基本欲望（basic desires）驱使或控制。这些行为通过我们的DNA代代相传，它们是基因的主要生存密码。但这种生存密码并不能阻止我们的生老病死，它只是DNA确保自身延续的方式。正如理查德·道金斯（Richard Dawkins）在《自私的基因》(*The Selfish Gene*)一书中所言，我们只是一次性的生物载体。我们只是一种工具，让DNA能够传递一代又一代……

我们的DNA赋予我们的基本欲望首先是生存，然后是安全地成长至成年期，接着是找到伴侣，最后是繁衍后代。对于地球上任何一种生物来说都是如此——从植物、细菌、真菌和病毒到昆虫、鱼类、鸟类和哺乳动物。你可能已经注意到，在厨房里嗡嗡作响的苍蝇在这方面也和你是一样的——只不过是一个微型的生物机器，其设计目的就是将自身的DNA传递给下一代。

我们天生需要寻求安全与庇护以维持生存，需要饮食来滋养身体、促进成长，需要寻找伴侣并繁衍后代以延续DAN密码，最后还要全力养育、守护自己的子女。

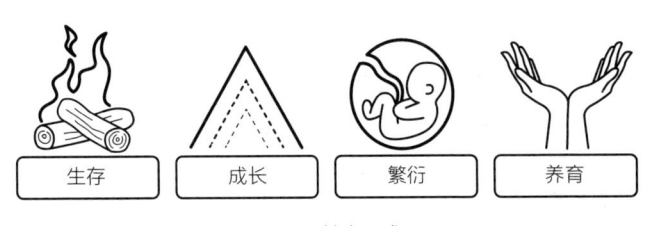

| 生存 | 成长 | 繁衍 | 养育 |

图12　基本需求

激素辅助

Hormonal Assistance

我们复杂的人体机器配备了提醒我们如何行动以满足DNA需求的机制。其中包括激素信号，提醒我们何时进食、何时饮水。这些饥饿和口渴的信号非常强大，能告诉我们的自我何时应该摄取营养，这一行为具有自主性。

在青春期，性激素睾酮和雌激素会释放出来，不久后达到高峰，然后随着年龄的增长逐渐减少。随着年龄的增长，这些激素会改变我们的行为和性格。随着这些激素（其作用与药物相同）

水平的升高，年轻人想要给人留下深刻印象（例如，通过尝试不同的衣服），并急于结识伴侣，而随着这些激素的减少，这些冲动会开始减弱。

为了能在危险时刻保护自己，我们的神经系统中还有一个恐惧按钮，能够释放肾上腺素。这种恐惧的反应会让我们暂时变得更强壮，速度变得更快，思维也更加敏捷，从而帮助我们生存下来。

所有这些我们无法控制的激素信号都会影响我们的身份和行为方式；它们是我们身份的一部分，不容忽视。然而，我们最大的财富，也是对我们身份影响最大的因素，是我们的思维方式，它是受大脑控制的。

本能行为

Instinctive Behaviour

一生下来，我们的大脑里就有1000亿个神经元，远远超过我们最终所需的数量。婴儿的大脑对环境做出反应时，有一些行为是天生就具备的。这些本能行为，如寻找乳头和吮吸，有助于婴儿获取营养。哭也是婴儿一种本能的交流方式，婴儿通过啼哭将饥饿或不适感转达给其照顾者。当婴儿感觉到自己要掉下去时，会张开双臂然后抱紧，这是拥抱反射（Moro reflex），旨在帮助婴儿抓住母亲。

这些行为人类从出生起就自然拥有，但与大多数动物的幼崽相比，人类婴儿需要更长的时间才能完全发育并学会如何生存。当婴儿和蹒跚学步的幼儿通过触摸、咬、观察、品尝、聆听和嗅闻等方式感知周围环境时，他就开始学习了。他开始对大脑的这1000亿个神经元进行修剪，因为许多神经元未被使用，所以就不再需要了。人类婴儿的大脑具有"可塑性"，能够被塑造以适应不同的环境，从而生存——这与大多数动物的大脑不同，动物的大脑只能在特定的环境中发挥作用，并且难以适应新的环境。到成年时，我们的大脑中那一半未曾使用过的神经元就已经消失了。

学习活动

Learning Movements

适应并学习在不同环境中生存的能力是人类大脑所独有的。这就是我们成功地在地球上的各个角落开始繁衍生息的原因。我们的大脑是一台复杂的机器，它通过感知周围环境中正在发生的事情，处理这些数据并将其与过往经历进行比较，然后选择一个能带来最有利结果的反应（始终牢记我们的核心欲望）。随着时间的推移，我们的反应会以具体行动的形式慢慢地学习和适应。

想想你在生活中学会的一项技能——可以是一项十分平常的技能，如系鞋带或刷牙，也可以是更复杂的活动，如骑自行车、开车、参加体育运动或掌握一种乐器。你是如何学会并越来越熟练地运用这项技能的？当我们开始练习一项新技能时，可能会很困难，需要高度集中注意力，但是通过不断练习和重复，大脑会将这项技能刻入其"电路板"中，然后我们就可以毫不费力或无须刻意思考地去做这件事。将已学会的技能交由自动导航模式运行，这为我们腾出了空间去专注于下一项技能。

把大脑想象成一片茂密的森林。当我们从森林的一个区域移动到另一个区域时，会形成一条小路。重复走这条小路，它就会越来越清晰。这就是大脑的工作方式——当你一遍又一遍地重复一项已经学会的技能时，指导这一活动的神经信号就会连接起来，形成强大的神经通路。一旦掌握了这项技能，这些通路就永远不会消失。如果我们特别擅长并掌握某项活动，这些路线就会变得更加成熟，从人行道变成公路，最终成为高速公路。如果某项活动停止或暂时搁置，那么路边可能会长一些杂草，但这条路始终存在，这是先前所学技能或行为留下的遗产。这就是我们学习的方式，通过基本的重复直到它们变成自动反应，尽管我们能够做到这一点，但有时可能会忘记我们是如何做到的。

大脑具有多层结构；这一点很像洋葱。大脑的外层，就是紧挨着颅骨的那一层，是我们做出有意识的决定和解决难题的区域。使用大脑的这一部分会消耗大量能量（大脑消耗能量占总能量消耗的20%）。当我们试图掌握新技能，如学习开车时，就会用到大脑的这个部分。在学习过程中，我们必须全神贯注，导致无法思考其他事情。一旦我们掌握了这项技能，如通过了驾驶证考试，并且开了几年车以后，它就不再受大脑外层的控制了。此时它由大脑深处的一个区域控制，这个区域叫作基底神经节

（basal ganglia）。所有已经学会的活动都受此区域的控制。多亏了大脑的这一部分，当我们走路时，不必集中精力思考如何将一条腿迈到另一条腿前面，或者如何摆动双臂。这些动作是自然而然、下意识地完成的，这样可以让大脑在已学会的任务上节省消耗的能量，使大脑外层能够思考其他事情。

学习行为和寻找乐趣

Learning Behaviours and Seeking Pleasure

不仅仅是运动技能会被烙印在我们大脑的神经回路中，我们的行为和决策也是如此。

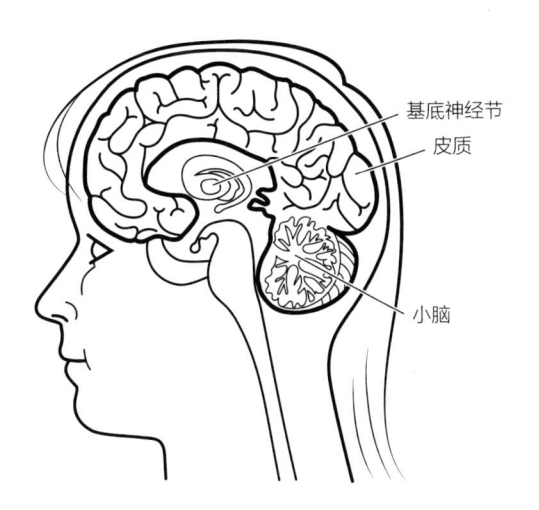

图13 基底神经节——习惯中枢

大脑外层被称为大脑皮层（控制意识思维和决策）。一旦通过重复掌握了某项技能，它就会被基底神经节控制，并且可以下意识地完成。小脑为这些技能提供了平衡感和空间意识（我们身体的位置）。

一种名为多巴胺（dopamine）的大脑化学物质通过向我们发出愉悦信号来指导这种行为。多巴胺是一种神经递质，能帮助神经细胞间相互交流。当我们进行一项有助于满足我们核心欲望（生存、成长、繁衍和养育）的活动时，多巴胺会带给我们愉悦感。一旦大脑感知到这种愉悦信号，就会分析是什么引起了这种感觉，回顾过去，分析为获得这种感觉采取什么行动。多巴胺释放所带来的愉悦感会激励大脑学习如何重复这种行为或活动。

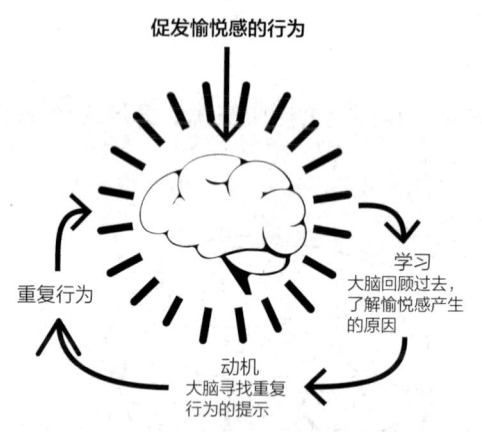

图 14　学习新习惯

多巴胺会发出愉悦信号，刺激大脑去了解是什么行为触发了这种信号，并激励我们重复这个行为。

因此，多巴胺不仅仅是一种能让人感到愉悦的化学物质，它在学习和动机方面也很重要——没有它，我们什么都不想做。生来就没有多巴胺的老鼠既不活动也不进食。没有多巴胺，我们可能连早上起床都不愿意，有了多巴胺，人类才一直在探索和创新，永不停歇。然而，正如我们即将了解到的，在现代社会中，很多方面在很大程度上都是为了触发这种愉悦反应而设计的,有时甚至会损害我们的健康。

习惯养成

Habits Are Born

一旦学会了引起多巴胺释放的活动,就可以重复进行了,从这种活动中获得的愉悦感会强化活动循环(activity loop)。活动进行得越多,就会越深刻地嵌入大脑新形成的神经通路中,直到像学会走路或开车一样,我们可以下意识地完成这种能带来愉悦感的活动。一旦我们学会了这些活动,它们就变成了习惯——一种重复的、能带来愉悦感的学习活动。

我们应当记住,人类的核心欲望,即来自DNA的指令,是生存、成长、繁衍和养育。任何有助于实现这些核心欲望的活动,无论多么微小或短暂,都会促进多巴胺的释放,带来愉悦感,从而激励大脑去完成这些活动。有些能满足核心欲望的活动是显而易见的,如食用高卡路里食物或进行性行为,但大多数活动较为隐蔽,它们会让我们稍稍靠近这些欲望。这些活动可能包括去健身房(保护自身安全和增强自身性吸引力)、访问约会网站(性)、布置或装饰房屋(安全)、向慈善机构捐款或参加慈善活动(养育)、烹饪(生存和成长),甚至在社交媒体上查看自己的受欢迎程度(性与安全)。当你了解人类的驱使力——我们的核心欲望是什么时,就不难理解为什么许多行业会如此成功且与我们息息相关。包括保险、医疗、法律、制药、健身、国防、食品、慈善和社交媒体在内的众多行业，都因我们对生存、成长、繁衍和养育的欲望而蓬勃发展。

多巴胺黑客
Dopamine Hack

多巴胺刺激并不总是源于与核心欲望相关的活动。化学物质也能干扰多巴胺系统。大多数非法毒品都会引起多巴胺的释放，产生愉悦感。阿片类药物（如吗啡、芬太尼或曲马多）、苯丙胺类药物（如阿得拉、甲基苯丙胺）和可卡因都会触发这种愉悦反应。一旦大脑意识到毒品与它带来的强烈快感之间的关联，习惯循环就会形成。戒毒后，大脑就会拼命寻找毒品发出的强烈多巴胺信号，而获得这种信号的唯一途径就是重复吸毒行为。久而久之，这些行为就会变成习惯。这就是成瘾的形成过程。非法毒品行业正是利用我们受多巴胺驱动寻找下一次快感的动机而蓬勃发展的——这就是为什么仅在美国，其年营业额就超过了4000亿美元。

合法"毒品"店
The Legal Drug Store

不只是非法毒品能刺激我们的大脑分泌多巴胺。如咖啡因、烟草、酒精和糖这样合法的"毒品"也能做到这一点，正因如此，它们也成了大生意。如果你在当地的商业街走走或开车转转，就会发现街道两旁到处是卖给你多巴胺愉悦感的商店：咖啡店、面包店和三明治店、电子烟店和酒铺。当你走进当地的便利店，就会发现里面出售的大多是能让你分泌多巴胺的商品：香烟、咖啡因、酒精饮料、糖和加工食品。

摄入任何类型的食物都能引起多巴胺激增，带来愉悦感，但是高卡路里食物会强化这种感觉。这就是为什么便利店里摆满了这类食物，而不会带来愉悦感且更易变质的天然食物却不见踪影。

发脾气

The Tantrum

当你去超市时，你是否留意过在收银台前，一个小孩看到旁边摆放着色彩鲜艳的糖果，就开始缠着妈妈买糖吃。这种情况通常有两种不同的结局——要么是妈妈答应了，孩子高兴地抓起糖果；要么是妈妈知道糖的危害，对孩子说了"不"，接下来就是孩子大声哭闹不止，持续几分钟之久。如果你看看那个眼泪汪汪的孩子的脸（我记得这是我从自家孩子那里观察到的），就会知道他是真的伤心、失望，哭得身子都有些微微颤抖。

是什么导致了这种喧闹时常发生？记住，婴儿的大脑就像一张白纸，神经元的数量是其最终所需数量的两倍。积极的活动和经历会迅速刻入其"电路板"中。其中最常见的一种积极经历就是糖带来的奖赏。在西方文化中，用糖果、饼干和巧克力来奖励婴幼儿的行为是根深蒂固的。这些甜食会促使孩子的大脑中释放多巴胺，孩子很快就会明白快乐的源头是那些色彩鲜艳的甜食。随着给孩子甜食的行为不断重复，由多巴胺引导的学习（快乐的来源）和动机（再次寻找快乐）就在孩子的大脑中变得更加深刻。

最终，当孩子看到甜食时，就会开始渴望得到奖赏，想吃掉它们，以释放多巴胺，产生愉悦感。

习惯循环
The Habit Loop

婴儿看到糖果的过程是一个典型的习惯循环（habit loop）。一旦学会循环中的行为，大脑的潜意识中就会发生以下过程。

要启动这一过程，大脑必须识别到获得愉悦感的可能性。这种可能性会以某种提示或触发因素的形式出现，即大脑已经学会的东西是未来愉悦感的最终源泉。对于婴儿来说，可能是看到色彩鲜艳的甜食。一旦这一步骤启动，习惯循环就开始了。大脑会渴望得到愉悦感奖赏，这种期待感随后会引发反应——为获取奖赏而采取的行动，在这个例子中，就是拆开糖果包装，然后吃掉它。每次获得奖赏，习惯循环都会加深。这就是典型的习惯循环，它适用于你在潜意识中养成的任何好习惯或坏习惯。

有趣的是，多巴胺并非仅在获得奖赏后才会释放，在决定满足欲望时就会释放。如果收银台前哭闹的孩子的母亲让步，把糖果放在孩子手里，孩子的哭闹会立刻停止。决定已经做出（在这个例子中，由母亲做出决定），奖赏在孩子手中。甚至在孩子还没打开糖果包装时，他就已经感到愉悦了，因为孩子的大脑中已经释放出多巴胺，期待奖赏的到来。

你可能在现实生活中体验过这种感觉。对奖赏的期待和奖赏本身一样令人愉悦。想象一下，你在蛋糕店的橱窗里看到一块很美味的蛋糕。你决定按照这个提示走进商店，买下蛋糕，然后找个座位坐下。蛋糕被送到你面前时，你就已经感到很开心了——多巴胺信号已经释放。你坐在那里，但并不着急吃蛋糕，你感觉很愉悦，因为你期待吃蛋糕这一行为（活动）带来的奖赏。

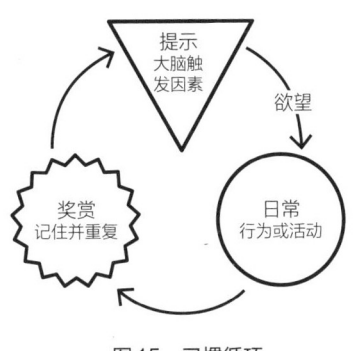

图15 习惯循环

在习惯性吸烟者身上也能看到同样的情况。他们感觉到想抽烟的冲动——也许是到了一天中的某个特定时间，或者是看到别人抽烟，但是当他们离开办公室到外面抽烟时，很多人并不会马上点烟。他们可能会摆弄香烟，把它叼在嘴里，甚至把它别在耳后。所有这些行为都是因为他们已经感到愉悦，因为大脑已经释放出了多巴胺，为即将吸烟这一行为做好了准备。你可能已经注意到，当你出去社交时，你手里拿着一杯葡萄酒，或你看到你面前的吧台上放着一杯啤酒，这种感觉本身就是令人愉悦的，甚至在你还没开始喝之前。

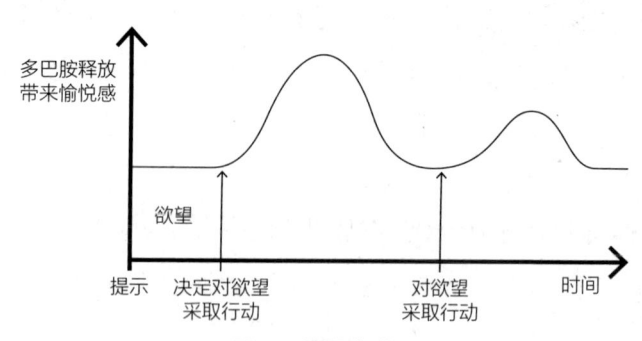

图16　愉悦感时间线

一旦决定采取行动，大脑就会释放多巴胺，带给人一种舒缓欲望的愉悦感。而在采取行动获取奖赏时，又会释放一波多巴胺。

掷骰子

Roll the Dice

这种"预期性"的多巴胺释放也是赌徒赌博的原因。在赌场赌桌上下注或拉动老虎机的拉杆时，他们就感到十分愉悦，因为在他们认为自己会赢钱时，大脑就会释放出多巴胺。同样的解释也适用于那些浏览社交软件页面的人。他们期待看到一些令人愉悦的东西，仅仅是这种获得奖赏的可能性就会引起多巴胺的释放。

我们的每一个习惯都代表着生活中的一个小动作——决定做一件事而不做另一件事。习惯本身虽然很小，但如果我们把花在习惯上的时间加起来，就会发现它占据了我们日常的45%。我们为回应周围环境（提示）而做出的这些行动构成了我们当前身份的很大一部分，甚至我们的意识无须参与其中。

让我们再强调一下这一点，因为它对于理解习惯在塑造人生方向这方面的力量是至关重要的，而这种力量会对我们的幸福和健康产生长期影响。

好习惯/坏习惯
Good Habits/Bad Habits

像我们所学习的任何技能一样，习惯也是通过重复形成的。我们越是重复这些动作，习惯就越根深蒂固；最终，它们会变成潜意识的动作，意识大脑无须参与。如果这些习惯是健康的，对身体有益，那当然很好。想象一下，每天早上都能从床上一跃而起，穿上跑鞋跑5千米，根本不会考虑是否要去跑步。习惯成为你的一部分，它成了你身份的一部分。但有时养成坏习惯更容易。在我们周围的环境中，有些商业公司抓住了人们对多巴胺反应的需求，出于利益考虑，他们希望你沉迷于他们的产品，无论超加工食品、酒精、烟草还是社交媒体。如果某个习惯让你偏离了你真正想要成为的那个人——你心目中理想的自己（第9章将对此进行更详细的介绍），它就会影响你的幸福和健康。但是，当我们开始理解习惯是如何形成的,我们就有可能去改变它们。第一步是确定这个习惯是什么,然后找出促使你养成这个习惯的诱因。

为什么我们会有意识？

想象有一群人走在城市街道上。这群人中的大多数都处于自动导航状态:他们知道自己要去哪里,也已经掌握了走路这个复杂的动作。当他们在人群中穿行时,他们可能会思考、忧虑或做白日梦,但这并不会影响他们的动作。只有当出现意外情况时,他们才会"清醒"过来。例如,发生严重的交通事故,或者有个小丑装扮的人挡住了他们的去路。只有在这种时候,他们才会从习惯模式切换到意识模式。意识大脑的作用就是处理这些无法解释的情况,并尽可能地解读,同时参考以往的经历并尝试预测最佳行动方案。

大脑中断自动化过程的另一种方式是解决内部争端。我经常发现自己在医院便利店里卖三明治的柜台前站了很久,此时我的意识大脑正在推测每块三明治的味道,它们会给我带来怎样的感受,它们对我的健康是好是坏。在这种情况下,意识大脑中就像开了一场神经会议,对不同的方案进行投票,直到在金枪鱼、鸡蛋、火腿沙拉和炸豆丸子三明治之间做出选择。这些决定虽小,但有时它们竟是一天中最难做的决定!

好习惯包括定期运动、规律睡眠时间并获得充足的睡眠、定期阅读、管理好财务、自己烹饪、食用健康食物、维护好人际关系，以及与朋友和家人保持联系。这些有规律的活动一旦成为你生活的一部分，也会成为你身份的一部分。积极的生活态度会反映在你的精神面貌上。也许你的习惯对健康不利。或许你并不运动（不运动不应成为常态），睡得太晚，因此第二天起床也晚或疲惫不堪，又或许你很少烹饪，依赖方便食品和外卖，晚上无意识地吃零食，花太多时间在社交媒体或看电视上。这些习惯一旦成为常态，也会成为你的身份。它们就是你当时的真实模样。

未来的你

The Future You

我们在本章中了解到，我们的身份——我们真正的自我，是不断变化的。这取决于我们的生活经历和知识。我们的生活方式是由我们一生中养成的习惯塑造的，有些习惯对我们有益，有些则有害。但当我们了解了大脑是多么灵活时，我们就能利用这个优势，让自己发生改变，因为我们并非一成不变！

在接下来的章节中，我们将了解到改变习惯的第一步是意识到这些习惯的存在。习惯行为的触发因素或提示是什么？是某个地点、某个物品、一天中的某个时间，还是某个人？习惯被触发后会驱使你采取什么行动？我们将学习如何养成更好的习惯，使它们更容易被执行。一旦我们学会如何做到这一点，我们就可以慢慢地，一步一步地改变我们的生活方式，甚至重塑真实的自我。

最后，重要的是，这种改变必须源自内心。这是一个被过度使用的惯用表达，但它对于成功改变习惯而言至关重要。通过阅读这本书，你可能已经学到了一些东西，从而改变了你对世界的理解。你能更加清楚地意识到不同类型的食物对你的健康和体重的影响，你能更全面地了解某些食物信号是如何促使你的体重增加的，你也能了解大脑的习惯是如何塑造你的身份的。这些知识已经改变了你的身份。一旦你开始阅读这本书，你就已经变成了一个不同的人，这会让习惯改变变得更容易。

第8章
警惕周围环境：
环境如何塑造我们

> CHAPTER 8
> Beware of Your
> Surroundings:
> How Our Environment
> Makes Us Who We Are

在英国，新冠疫情封锁产生的即时影响令人震惊。政府在医学专家的建议下，让大部分民众居家隔离长达数月之久。当时，为数不多可以出门的机会就是戴上口罩、消毒双手，然后去超市购物。就是在那段时间，我在当地一家大型超市的蔬菜区突然"顿悟"。那天是星期四的晚上8点整，我正匆忙地挑选蔬菜，突然所有人都停下了手中的活儿，开始（为护士们）鼓掌。我被吓了一跳，但我觉得自己也应该放下手里正在挑选的卷心莴苣和嫩叶生菜，跟着大家一起鼓掌（因为我一直在被人盯着）。问题在于，一旦大家都开始鼓掌，就没有人愿意第一个停下来，每个人都用审视的目光看着别人，也觉着自己在被别人审视。大约10分钟后，大家的手都拍得生疼，这个临时组成的团队才终于停止了鼓掌，很快各自分散开来。媒体和政府改变人们行为的能力令人印象深刻。

疫情封锁结束之后，人们又开始涌入伦敦，我逐渐发现了一些变化。我看到地铁里的人们,我确信很多人在隔离期间体重猛增。我之前没见过这么多人体重超标,这让我十分担忧。我看到有人在地铁站外乞讨,他狼吞虎咽地吃着薯片,旁边竖着一块写着"我非常饿"的牌子,甚至连他也超重了。路过耐克商店时,我注意到他们已经把普通模特换成了大码模特,这些模特身上穿着特别设计的大码运动装。户户送(Deliveroo,一家外卖配送平台)的送餐员的数量激增。在封锁之前,你只能偶尔看到这些送餐员,但现在他们无处不在。一群送餐员骑着自行车和摩托车,穿着带有标志的浅青色制服,在当地的快餐连锁店外聚集,警惕地盯着马路对面身着橙色制服的即时吃(Just Eat,另一家外卖配送平台)送餐员。世界发生了变化,但不是在向好的方向转变,至少就我们的腰围而言。

这场疫情对大多数人的生活方式产生了深远的影响。它改变了人们生活的空间以及他们交往的人群。它也改变了人们的许多习惯。像去健身房(当时被禁止)这样的好习惯被宅在家里和吃垃圾食品这样的坏习惯所取代。许多人开始自己烹饪,但大多数人仍然依赖方便食品和加工食品。许多人陷入情绪化进食(抚慰心灵或打发无聊时间)。人们已经习惯了只需在智能手机上轻轻一点,就能让食物送到家门口。这些新的不健康饮食习惯和生活习惯是在封锁期间形成的。正如我们现在所知道的,一旦养成一个习惯,就很难改变,它会改变你的行为,影响你的长期健康。

我的许多患者都将疫情封锁视为他们体重增加的原因,尽管他们尽了最大努力,仍无法减掉封锁期间增加的体重。在这段时间,大约40%的英国人失去了对体重的控制,体重增加了5～10千克。封锁的结果是,人群更胖、更不健康、更不快乐。

这一切似乎都令人沮丧,但我们也看到了其积极的一面。它证实了我们的习惯是由环境塑造的,所以按照同样的逻辑,如果我们能够改变周围的环境,那么我们的习惯,以及我们的健康,也能随之改变。

大公司如何控制你的饮食习惯
How Big Business Tries to Control Your Eating Habits

如果我们了解自己身处的饮食环境以及它如何塑造我们的习惯(进而塑造我们自己),那么当我们开始改变习惯以成为理想中的自己时,我们就会占据优势。让我们回顾一下多巴胺奖赏回路、我们的大脑习惯以及食品行业是如何相互作用的。

食品行业的优先事项
The Food Industry's Priorities

首先需要记住的一点是,超市、加工食品制造商和快餐店有个共同点。他们想卖给我们利润更高的产品,还希望我们能反复购买这些产品。食品行业并非有意让我们变胖或不健康,但不幸的是,这些公司最赚钱且更易销售的产品会影响我们的代谢。加工食品由廉价的原料(糖、面粉、植物油)制成,不会像新鲜食物那样容易变质，因此利润空间较大。

大脑的优先事项
Your Brain's Priorities

　　第二点要记住的是，我们的大脑是如何运转的。大脑不断地从周围环境中寻找线索，来更好地满足我们的核心欲望。正如我们在上一章中了解到的，进食可以满足许多基本需求。摄入任何类型的食物都可以刺激多巴胺的释放，给我们带来愉悦感。我们越饥饿，能获得的愉悦感就越强烈。但我们也了解到，与天然食物相比，含有糖和油更多且更加美味的食品，会刺激更多的多巴胺释放。这就是为什么超加工食品就愉悦感而言比新鲜食物更有优势。当我们感到饥饿的时候，如果要在苹果和士力架之间做出选择，通常只有一个赢家。食品公司希望我们越来越多地选择他们的食品，这样我们的大脑就会开始将他们的产品与愉悦感关联起来。

　　记住，一旦我们的大脑学会了某种食物能带给我们愉悦感，它就会在我们的环境中寻找与这种食物相关的提示或触发因素。当我们看到这些信号时，就会开始渴望这种食物带给我们的愉悦感。从内部来说，当我们看到这些提示时，我们就会像在收银台前看到色彩鲜艳的糖果而尖叫的孩子一样。食品行业非常清楚我们这种不成熟的对食物的渴望，并会在可能的情况下尝试触发它们。

买一送一

超市吸引我们购买某种商品的一种方法就是买一送一的促销活动。食品公司经过计算发现，这类促销活动不会影响未来的销量（也就是说，即使你本周已经参加了促销活动，下周购买同种商品的数量不会减少）。当这种商品越来越多地被购买，它也越来越多地被消耗，从而加深商品与奖赏之间的关联。一旦我们的潜意识大脑学习了这种商品与奖赏之间的关联，那当我们看到商品或与之相关的提示时，我们就开始渴望得到它。在期待这种商品时，多巴胺就会被释放出来，我们就会对这一欲望采取行动。

食品广告——让你像一个哭闹的孩子
Food Advertising – Triggering the Screaming Child in You

我们的世界充斥着超加工食品的广告。这些广告作用于我们的潜意识大脑，改变了我们的饮食习惯和生活方式。我们又一次感觉自己像一个在收银台前哭闹的孩子，不断受到美食的狂轰滥炸，并总是屈服。食品公司深知这一点，他们已经明白，超加工食品广告是增加销量的绝佳方法。仅在2016年，美国20000家食品、饮料和餐饮公司投入了130多亿美元用于广告宣传。孩子们每年会看到超过4000条视频广告，这还不包括社交媒体上的广告。

制造商们使用色彩鲜艳的标志作为提示，促使我们注意他们的产品，然后激起我们想要拥有的欲望。食品公司的标志中通常会使用红色和黄色。红色与危险相关联，因此能吸引我们的注意力（想想路上的红色停车标志）；而黄色是一种明亮欢快的颜色，能给我们带来愉悦感。麦当劳、肯德基、可口可乐、必胜客、达美乐和汉堡王这些品牌的标志中都有红色和/或黄色。

快餐公司越来越意识到，许多人担心他们的产品会使人发胖和不健康，于是通过提供一些健康的选择来吸引顾客，以此来对抗这种负面看法。但是一旦顾客走进店里，在健康选项和更美味的超加工食品之间进行选择时，通常只有一个赢家。这也适用于超市——你可能已经注意到，许多超市都张贴着色彩鲜艳的新鲜水果和蔬菜的图片，图片上有一些健康、有魅力的人正在挑选它们。我们渴望这些新鲜食物，也希望自己健康，但我们一走进超市，就会被那些美味的超加工食品的袋子、瓶子或罐子上五颜六色的图案和健康声明所包围。一旦离开水果和蔬菜区，我们就很难抵制那些超加工食品，因为我们知道它们会让我们感到愉快。如果我们打算抵抗，这种渴望就会变成内心的愤怒、不满足感和空虚感。

即使在家里，我们仍然沉浸在超加工食品的广告中，从电视广告到社交媒体广告。彩色鲜艳、看起来完美无瑕的汉堡照片吸引了我们，上面满是诱人的酱汁，这让我们想象到吃汉堡的感觉，再次引发我们的渴望。当我们在社交媒体上浏览健康饮食信息时，快餐广告突然跳出来，然后被我们的大脑接收。

就连奥运会或世界杯这样的著名体育赛事也被食品公司利用以吸引我们。快餐和饮料公司一直是赞助这些赛事的排头兵。作为其品牌标识的一部分，他们希望自己的产品与健康、健美的人联系在一起。你可曾见过可口可乐的广告不曾展示那些身材健美、快乐且美丽的模特在畅饮可口可乐？尽管现实情况是，有些人虽然确实对这款甜甜的饮料上瘾，但他们的模样和广告中展示的形象截然相反。著名的体育明星通过关联超加工食品赚取巨额收入。即使他们没有直接代言，赞助的产品或标志也常常出现在他们身边。

喝水！

在2020年欧洲杯足球锦标赛期间，出现了一个产品植入失败的有趣例子。克里斯蒂亚诺·罗纳尔多（Cristiano Ronaldo）出席葡萄牙队对阵匈牙利队的首场比赛前的新闻发布会时，看到身旁放着两瓶可口可乐，他十分不悦。作为健康生活方式的倡导者，罗纳尔多不想与可口可乐有任何牵连，于是当着全世界媒体的面，他将两瓶可口可乐藏了起来，然后拿起一瓶矿泉水，用葡萄牙语向世界媒体高呼：喝水！这一有力声明迅速走红，当天下午可口可乐的市值就蒸发了40亿美元。

想象一下，如果顶级体育明星和媒体名人能更经常地表现出选择健康食物而非加工食品，那将产生多么积极的影响。

一键订餐
The Touch of a Button

你渴望的食物是否容易获得，是决定你是否会采取行动获得奖赏的一个重要因素。如果你在乡下，在电视上看到一则快餐广告，但要开车一小时才能到城里去满足你的欲望，那你不太可能采取行动。然而，如果奖赏触手可及，只需付出很小的努力就能获得，那么你采取行动的可能性就大得多。这就是为什么外卖公司会赞助热门的家庭电视节目或体育赛事。插播的广告会诱惑你拿起智能手机下单。只需付出极小的努力，就能获得极大的多巴胺奖赏——无须思考即可采取行动。

食物障碍赛马
The Food Handicap Horse Race

那些得到大量广告支持的食品在争夺我们的注意力和消费力方面具有巨大优势。把食物选择想象成一场赛马。通常，在障碍赛中，速度较快的马要背负更重的重量，而速度较慢的马背负的重量较轻。这样，就能使比赛更具有竞争性，任何一匹马都有机会获胜。但是，如果速度较快的马负重量最小，而速度较慢的马负重量最大，那会发生什么呢？那匹速度较慢的马永远不可能获胜。

从某种意义上说，我们的饮食环境就像是一场相反的障碍赛。超加工食品，相当于快马，被设计用来给大脑带来比天然食物更强烈的愉悦感。虽然我们知道吃苹果比吃士力架更健康，但我们还是更喜欢吃士力架。因此，与新鲜食物相比，超加工食品具有（非）天然优势。此外，我们周围充斥着超加工食品的标志、广告和赞助。这使得超加工食品在吸引我们注意力方面比新鲜食物更具优势。在我们的食品决策竞争中，只会有一个获胜者。

关于我们的饮食环境，请记住这一点：我们的大脑正不断地受到这种类型的操控，以吸引我们的注意力为食品公司谋取利益，但牺牲了我们的健康和腰围。你还记得上次看到天然食物的广告是什么时候吗？这种广告几乎不存在。多年前我在伦敦看到一辆公交车侧面有一则香蕉广告，当时我非常震惊，还拍了一张照片。

当加工食品和快餐褪去伪装

Unmasking Processed and Fast Food

想象一个截然不同的世界，在那里，没有超加工食品的广告、标志和赞助。食品着色剂和食品调味剂也被禁止使用，因为它们被认为对人体健康有害。当你走进一家超市时，超加工食品被包装在灰色的盒子或罐子中，没有鲜艳的颜色，也没有健康声明。平淡无奇的包装上唯一的信息就是食品中所含的一份长长的成分列表。超市里没有加工食品的广告，反而都是新鲜和天然食物的广告,上面印着真实的健康声明:"含有抗炎和抗氧化植物化学物""促进长寿""降低患癌风险"。麦当劳、汉堡王和肯德基橱窗里关于超加工食品的海报已经从鲜艳的颜色变为灰色。当你浏览社交媒体时,你会浏览到很多关于如何烹饪天然食物的技巧,而新鲜食物配送的应用程序则承诺,只需轻轻一按,一盒美味的天然食材就能送货上门。

  设想一下,如果那个世界真实存在会发生什么。你的食物选择,和广大民众的食物选择,将发生无法预料的变化。超加工食品将无法再从广告和大脑生物机制中获得不公平的优势。环境对我们的影响很大,但当我们看清当前饮食环境的真正面目——纯粹出于商业目的,旨在以牺牲我们的健康为代价来激发我们的食欲时,我们已经在这场战斗中占据了上风。

PART 3

BALANCE:

HOW TO CHANGE YOUR HABITS AND IMPROVE YOUR HEALTH

第 3 部分

平衡：

如何改变你的习惯并改善你的健康

第9章
改变和控制

CHAPTER 9
Change and Control

> "冠军不是体育馆里造出来的。造就冠军的是冠军内心深处的某种东西——渴望、梦想、愿景。"
>
> ——穆罕默德·阿里（Muhammad Ali）

前往格拉斯哥的路上，M1高速公路，2022年9月
The Road to Glasgow, M1 Motorway, September 2022

我和我18岁的女儿最近经历了一次我们有史以来最长的驾车之旅。她被格拉斯哥大学（Glasgow University）录取，学习经济学专业，我们需要开车去报到，这样我们才能把她的所有东西都带上。谷歌告诉我，从伦敦出发需要7个小时才能到。女儿一如既往地高效，早上7点她就让我准备好，然后坐在驾驶座上。

当时英国正沉浸于哀悼之中。我们敬爱的女王伊丽莎白二世在前几天去世了，广播电台播放着缓慢悲伤的音乐，就连流行音乐台也不例外。我们从一座又一座城镇疾驰而过，穿过了

英国腹地。

我们即将到达计划的第一个停靠休息点。一路上我们都在讨论各自的胃口怎样,到了上午10点左右,我们终于达成一致,没错,我们现在都感觉饿了。问题是,吃什么呢?

路边一块大牌子告诉我们,最近的服务区距离我们还有二十多千米。牌子上画着又大又亮的金色拱门标志,这是一个聪明的广告人精心布置的伏击,利用了我隐隐的失落感和越来越强烈的饥饿感。

"我想去吃麦当劳,"我说。

"爸爸,你不能吃麦当劳,你要吃得健康些,才能给人们做个好榜样。"我女儿开玩笑说。

"但那个标志就是给我的提示,"我告诉她,"现在我特别想吃麦当劳。我仿佛能闻到麦满分和咖啡的味道……我必须采取行动……也许我顺从这种渴望,它就会消失。"

我被斜睨了一眼。"爸爸,那种渴望一整天都不会消失的。"

我回答说:"如果我把这个行动——吃不健康的早餐,换成一个既健康又能让我获得奖赏的行动,会怎么样?这才是能长期改变行为的方式。这正是我在准备的下一本书的内容。"

我女儿抬起头,翻了个白眼。"是啊,但是怎么才能做到呢,哈哈?"

10分钟后,那个问题仍未得到解答,悬在我们心头,我们心不在焉地吃完了我们的麦当劳早餐。

我从看到双拱门标志开始考虑我的食物选择。然后我就变得像机器人一样，被广告人的鼓点所控制。提示（双拱门）、奖赏（设计得美味可口的食品，可以带来愉悦感）、行动（拉开门并走到柜台前）。这一切太容易了。

但是，我们该如何改变饮食方式，以应对想吃不健康食物和想做不健康事情的渴望和诱因呢？我们怎样才能把自己从这些奖赏循环中解放出来，真正改变那些不健康的行为呢？

我决定向我的好朋友（也是遵循新生活方式的智者）萨梅尔咨询这些问题。萨梅尔是我在门诊工作时的阿拉伯语翻译，他成功减重了50千克，并且10年来一直保持这个体重，期间既未接受手术也未服用药物。正好那天晚上我要飞去阿联酋，于是安排在那里与他见面。

阿莱茵骆驼市场（Al Ain Camel Market），阿联酋，2022年9月

Al Ain Camel Market, United Arab Emirates, September 2022

我们在阿莱茵郊区的骆驼市场相遇，那里紧邻着鲁布哈利沙漠，也就是所谓的空白之地。如果你沿着沙漠公路从迪拜开车前往绿洲小镇阿莱茵，就会明白骆驼在阿拉伯文化中的重要性。沿途你会经过骆驼医院和骆驼跑道。鲁布哈利沙漠全长1000千米，宽500千米，夏季气温可达50℃。在工业时代之前，人类穿越这片荒凉之地的唯一方式就是依靠骆驼。骆驼独特的代谢方式使它们可以在没有水的情况下生存15天，因为它们驼峰中的脂肪可

以转化为能量，而这种反应的副产品（水）可以帮助它们生存。它们能利用脂肪制造水。

那里的天气一如既往地酷热难耐。市场上的骆驼被主人圈养在不同的围栏里。萨梅尔指着深色的阿联酋希扎米（Emirati Hizami）骆驼说，它们肉质鲜美，驼奶还有益健康，还有那些黄色比赛骆驼以及沙特和也门骆驼都很漂亮。他告诉我，买一头骆驼大约要500英镑，我脑海中瞬间闪过一个念头，想买下一片沙漠牧场，养上一小群这些美丽的动物。

我们一直在讨论我在前往格拉斯哥途中的快餐经历，以及如何最好地应对这些渴望。"你看，安德鲁博士，这与意志力无关。关键在于你是谁。"他指着一群希扎米骆驼说："你不会指望这些骆驼能跑得很快。"接着，他又指着一个圈养着比赛骆驼的围栏说："你也不会指望这些骆驼能好吃。如果一个人决定过健康的生活，但内心深处却厌恶这种生活，怀念过去的日子，那这对他来说会很艰难。他试图成为自己不是的那种人。但如果一个人决定做个健康的人，想要滋养和呵护自己的身体，他就不会被不健康的选择所诱惑。他将寻找健康的食物，并改变自己的生活，让健康地生活变得更容易。但首先他的思想要改变，然后行动改变才会变得容易，最终他的身体也会呈现出健康的状态，与他的思想相匹配。如果他的思想不先改变，单凭意志力必然会失败，他会重新养成坏习惯。"

萨梅尔解释说，多年来他一直专注于减重目标，但屡屡失败，他觉得自己的意志力不够坚定。"我就像一头想跑得快的希扎米骆驼，但我根本不是这样的人。后来我慢慢明白，改变必须先从内心开始。一旦内心改变了，接下来的一切都会变得容易。如果我饿了，而唯一能吃的食物只有快餐汉堡，我也不会吃。"他转向我，递给我一支烟（这是他剩下的唯一的坏习惯）。我谢绝了他的好意。"你瞧，安德鲁博士，你拒绝香烟很容易，因为你不抽烟。你从没想过要抽烟，也从未受到香烟的诱惑，因为你不抽烟。如果你刚刚戒烟，情况就不同了，你会受到诱惑，你的意志力会受到考验，因为你的内心深处还是个吸烟者。"

你的身份与你的结果
Your Identity vs Your Outcome

萨梅尔告诉我，努力保持减重和塑造更健康的身体就像是一盘棋，必须仔细考虑每一步。当他明白改变首先得从内心开始时，他终于将对方将死，赢得了这盘棋局。

通常，当我们想要做出改变时，往往会把注意力集中在想要达成的结果上。我们可能会说想跑一场马拉松或减重10千克。我们一心想着目标，想着最终的成就。但是这种先定目标的方式会把我们的快乐推迟到未来某个时候，比如跑完马拉松或实现减重目标。我们正试图通过需要意志力的行动来实现目标，我们不会从这个过程中感到愉悦。目标是通过牺牲换来的。

要实现目标，与其专注于目标本身，不如转变心态，从改变自我身份入手。与其把目标定为跑马拉松，不如先成为跑马拉松的人。一旦观念发生转变，每天去跑步就会变得容易，因为这就是真正的你。你越是这样做，你的行动（或习惯）和你的身份就越一致。最终，你会拥有与跑步者身份相匹配的身体和体能。

同样，与其把目标设定为减重10千克，不如专注于努力成为那种能够轻松减掉这些重量的人。你变成了一个自己烹饪、不吃零食、不碰加工食品的人。这些行动最终能让你更轻松地实现你的目标。你会为自己腾出时间烹饪，因为这就是你。你不会特别渴望吃不健康的食物，也不会把它们带回家，因为那不是你。

通过专注于实现目标所需的身份，你就能享受这一过程，并欣然踏上这段旅程，因为你的新习惯会越来越强大。

为了简化此过程，请回答以下问题：

- 你希望达成什么结果？
- 什么样的人能够轻松地达成这一结果？
- 列出这个人会在你的日常生活中做的5个小改变。

以身份为导向的习惯
享受过程

逐渐养成好习惯可增强达成目标的动力

以目标为导向的习惯
专注目标

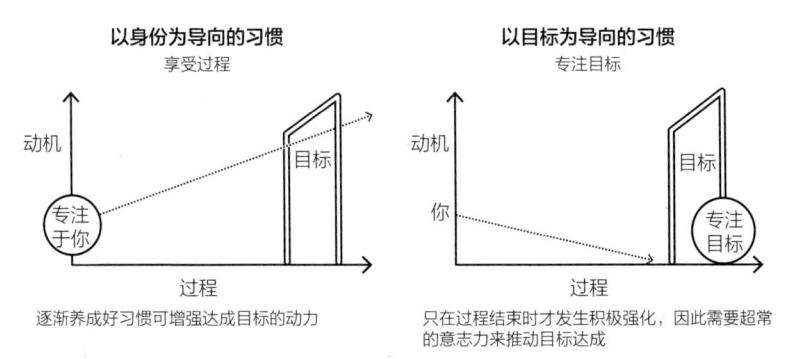

只在过程结束时才发生积极强化，因此需要超常的意志力来推动目标达成

图17 以身份或目标为导向的习惯

专注于目标（你想要达成什么）而非你的身份（你是谁），意味着整个过程（你做什么）需要依赖动机和意志力才能完成。通过成为那种能达成结果的人，你发现整个过程将变得更容易、更愉快且更可持久。

养成新习惯更容易
Making New Habits Easier

我们在第7章中已经了解过习惯循环。我们的大脑一直在寻找接下来要做什么才能获得多巴胺奖赏。这个过程的开端是提示或触发因素——环境中的某样东西、某个特定地点，或者一天中的某个特定时间，它会让我们的大脑开始渴望得到奖赏，并思考该做什么。如果习惯足够强大，或者奖赏足够容易获得，那我们就会做出反应并采取行动来获得奖赏。

提示→渴望→反应→奖赏

我们知道，一生中会养成许多习惯——来自我们的环境、家庭和朋友，如果它们大多数是好的习惯，那我们将是非常幸运的。但现实是，我们的许多习惯对我们来说并无益处，它们只是存在而已。习惯占据我们行动的45%，因此是我们身份的重要组成部分。我们还知道，当环境发生变化时，我们的习惯也会发生变化。

了解习惯是如何形成的以及如何改变它们，在我们的生活中可以形成一股强大的、积极的力量。正如我们之前了解的，加工食品会影响我们的身体,劫持大脑的奖赏回路,养成不健康的习惯。仅凭这一认知,就能通过我们对食物的新理解,促使我们的身份发生一些改变。有了这种新理解,习惯的改变不再是耗费意志力的苦差事,而是我们核心身份所渴望的东西。通过改变这些习惯,我们的体重锚点将会移向更健康的位置,体重也会自然而然地下降,我们所患的各种炎症性疾病也会得到改善。随着新习惯与新身份的契合,我们会更加满足。那么,我们该如何改变习惯呢?

首先,你需要能够识别导致习惯养成的习惯循环。对提示的察觉以及对提示的反应至关重要。如果习惯是早上刷牙,那么开始刷牙的提示可能是你在洗脸时看到浴室镜子旁边的牙刷和牙膏。如果习惯是在下班回家的路上吃快餐,那么促使你行动的提示可能只是你路过餐厅时看到的色彩鲜艳的广告牌。

下一步是判断这个习惯是你想保持(并多加练习)的好习惯,还是想改变的坏习惯。坏习惯就是与你期望的身份不相符或不适合你的习惯。如果这个习惯让你感到不开心或不舒服,那么这可能就是一个坏习惯。

在第7章中我们了解到,任何一种习惯都不会被我们的大脑遗忘。如果你停止执行某种习惯,随着时间的推移,神经通路可能会变得杂草丛生且脆弱,但它们永远不会消失。改掉坏习惯最成功的方法就是用一个与你身份相符的好习惯来代替它。要做到这一点,你需要让坏习惯不那么明显——通过消除提示,并让它更难获得奖赏。为了戒掉在下班路上吃快餐的习惯,你可以改变回家的路线，这样你就不会被餐厅诱惑或触发这种坏习惯。或者你可以下班前半小时吃点健康的零食来缓解饥饿感。如果你的坏习惯是在晚上花太多时间看奈飞（Netflix），而触发这个习惯的因素就是下班回家后马上打开电视，那么你可以让这个动作执行起来变得更加困难。你可以改变家具的摆放位置，让安乐椅不正对着电视，或者拔掉电视和机顶盒的插头，这样每次重启都需要重置，或把遥控器放在另一个房间，这会让下班后瘫在沙发上打开电视的过程变得更困难。它们增加了执行这个过程的阻力。

如果你想用好习惯来代替坏习惯，你需要让好习惯更顺手，更容易执行。完成动作时也必须有奖赏，否则习惯循环就无法启动。也许你下班回家时，把想读的有趣的书摆放在随手可拿到的地方。你再在厨房里摆上几款香浓的花草茶，准备好茶杯。你甚至可以准备点蜂蜜，给自己一种获得奖赏的感觉。通过这种对家居环境的简单改变，你让与自身身份不符的坏习惯更难实施（比如改变家具摆放位置、拔掉电视插头），而让好习惯（边读好书边喝美味的茶）更容易养成。

对于我们已经确定的所有习惯改变，我们需要考虑以下几点。

	好习惯	坏习惯
提示	更明显，容易看到	更隐形，难以看到
渴望	吸引力增加	吸引力降低*
反应	易于获得	难以获得
奖赏	更令人满意	不太令人满意*

*新知识带来的身份转变使这变得更容易。

让我们举另一个例子来说明改变环境如何能促成习惯的改变。想象一下，你正在为马拉松进行跑步训练。你精心安排好每周的跑步时间表，并规划好每次的跑步路线。为了进一步减少阻力，你必须保证你的跑步装备干净整洁，放在床边方便更换，把跑鞋放在门口。这些视觉提示会让行动更有可能发生，也更容易开始。由于你为行动安排了特定的时间（提示），你就更有可能去完成。你也可以为自己准备一些跑步的奖赏，准备一些美味的、健康的食物和饮料。这些准备工作会让你更容易完成跑步。你有了提示，跑步的时间和路线都已规划好，你准备好了装备来减少行动的阻力，同时还有奖赏在等着你。

那么，对于只为减掉10千克体重而决定改善饮食习惯的人来说呢？如果他们已经开始努力将自己视为健康饮食者，那么他们可能就不会那么想吃加工食品和糖了。也许他们身份的转变会像萨梅尔那样强烈，以至于他们对这类食品产生了厌恶。但为了进一步降低养成坏习惯的可能性，他们可以消除那些可能会引发大脑对不健康食品产生渴望的提示。他们可以清理家中所有的加工食品。他们可能会改变购物习惯，这样就完全不用去超市了，也不会被那里色彩鲜艳、美味可口的现代食品所诱惑。如果经济条件允许，他们可以安排食材直接配送到家（这样还可以节省时间来烹饪）。他们可能还想删除手机上的外卖应用程序，这样点外卖会变得十分麻烦。一旦他们明白自己为何会不断受到食品广告的轰炸，他们就会意识到这些广告试图引发他们什么样的感觉，也会知道这只是他们生活的这个世界的一部分。它们将成为背景噪声。

为了使好习惯更有可能保持下去，他们可以在家里备足健康的蔬菜、肉类、鱼类和乳制品。他们可以在冰箱里备好健康的零食，以防他们感到"饥饿"，还可以在厨房里摆放果盘，里面有五颜六色的新鲜水果。他们可以规划好要烹饪的食材，烹饪时加入一些合适的香料和草药，这样饭菜才会美味可口。如果他们不忙且经济条件允许，或许可以常去当地的肉店或鱼店，了解这些食物以及如何烹饪它们。他们可以提前规划好一周的午餐，把这些食物带到办公室。

重复而非强度

Repetition Rather Than Intensity

将自身性格调整为想要成为的那种人的模样，改变所处环境以增加对坏习惯的阻力，减少对好习惯的阻力，这样就能带来极好的长期结果，因为新的习惯会变成新的生活方式。然而，有时开始一项新的日常活动可能会很困难。要养成一个新习惯，就需要不断重复，动作重复得越多，其神经通路就会越牢固地印刻在你的大脑中。

在这方面，重复是至关重要的。即使你每天只做五分钟，也能训练大脑期待每天如此。新的动作不应让人觉得费力或有牺牲。与其一开始就尝试令人精疲力竭的5千米跑，不如每天先跑5分钟。痛苦或令人不愉悦的动作会更难重复。

如果你打算定期去健身房，不妨每天起床后换上运动装，前往健身房，哪怕只是做一些轻松的运动，或者去蒸个桑拿、做个蒸汽浴。这种重复会巩固你去健身房的习惯（以及抽出时间去健身的习惯），并在行动结束后获得奖赏。你应该避免那些在现实中常发生的事情。很多人去健身房的第一天，都是在新的私人教练（不需要资质）的陪伴下度过的，他会让你做些超出你体能范围的运动，直到你累垮为止。运动带来的痛苦（以及第二天身体的酸痛）会被你的大脑记住，这会让你下次再去健身房的积极性大打折扣。

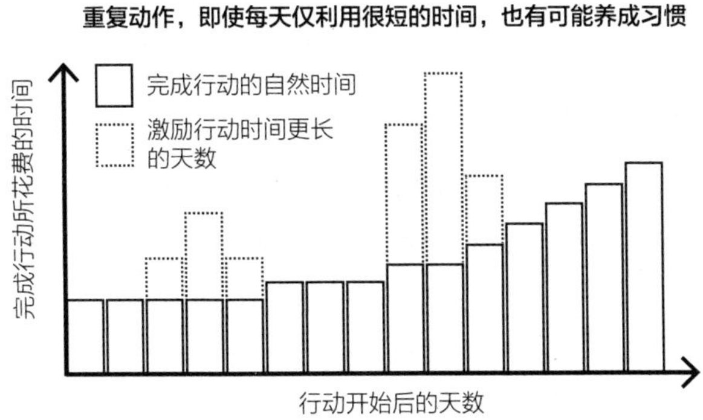

重复动作，即使每天仅利用很短的时间，也有可能养成习惯

图18　重复强化习惯

重复是至关重要的，因为决定开始一项行动，哪怕每天只做5分钟，也可以巩固习惯的形成。尽量一天也不要漏掉。随着行动的重复，行动的持续时间（每天花费的时间）会逐渐增加。久而久之，这项行动（无论是跑步、去健身房还是晚上烹饪）就不需要你有意识地去做了。就像刷牙一样，它会成为你日常生活的一部分。

追踪习惯

Tracking Habits

为了让你更有可能持续重复一个习惯,最好能有一个提示直观地提醒你习惯养成进度。习惯追踪器可以激励你继续努力,并提醒你已经取得的成就。

传统的追踪可能只是在你的日历上打钩或打叉(或画个笑脸)。但现在习惯追踪非常流行(因为它确实有效),所以市面上有很多习惯追踪笔记本可以购买,还有智能手机应用程序,也可以进行追踪和反馈。你甚至可以在笔记本上或电脑上的电子表格中自制习惯追踪器。

行动	11月1日	11月2日	11月3日	11月4日	11月5日	11月6日	11月7日	11月8日	11月9日
制作盒装午餐	×	×	×	×		×			
避免吃零食!	×			×	×	×			
去跑步	×	×	×	×	×	×			
睡眠充足	×	×	×	×		×			

我个人最喜欢的习惯追踪方法非常直观。我有一个习惯罐子,每次跑步都会往里面放一颗弹珠。我的目标是连续30天跑步(有时只是跑5分钟)。我把30颗弹珠放在一个杯子里,每次完成跑步任务,我就从杯子里取出一颗弹珠放进习惯罐子里。你

可以往习惯罐子里放任何东西：弹珠、硬币、回形针——手头有什么就放什么。

至于习惯追踪的最后一个好处……仅仅是建立追踪，无论是给日历打叉、在笔记本上涂方格，还是在习惯罐子里放弹珠，这种行为本身就是一种奖赏，这样才更有可能重复这种行为。

养成一个好习惯或改掉一个坏习惯需要多长时间？
How Long Does It Take to Build a Good Habit or Break a Bad One?

每天重复一个活动或行动，最终会使其成为习惯。它会成为你日常生活中下意识为之的那一部分，通常由某个提示触发，并带来一种令人愉悦的满足感。但是，重复一个活动或行动多长时间才能成为习惯呢？研究表明，习惯的养成需要20天到250天不等。养成一个习惯的平均时间为66天。如果你连续重复一个活动或行动66天，它有50%的可能性变成一种习惯。如果你连续重复超过66天，成功的可能性就更大了。你会知道什么时候它已经变成一种习惯，因为那时你不需要特别激励自己或提醒自己去做这件事。

抵抗诱惑
Resisting Temptation

改掉坏习惯如何呢？我们知道坏习惯永远不会消失。这些奖赏回路已经深深印刻在你的大脑中——尽管我们已经知道，你可以用更健康的通路来代替它们。有人认为，坏习惯的诱惑需要30～60天消失。你要持续努力去避免那些引发你旧习惯的提示。

你身边的人
Your Tribe

在我们的一生中，许多习惯都是从家人、朋友或同事那里学来的。人类非常善于模仿他人的行为以融入当前的群体，因为社会期望我们觉得自己有必要融入其中。最终，我们所模仿的行为就会变成我们的习惯，并成为我们的一部分。

社会环境在习惯养成中起着重要作用。如果你正在塑造一个更好的自我身份，尝试一种新的生活方式，那么与认同你这个身份的人结伴而行，你将更有可能会成功。如果一个酒鬼想要戒酒，他就得远离那些在酒吧里厮混的朋友，去结交一些不酗酒的朋友。一个想要戒烟的人，也必须远离那些在办公室外瑟瑟发抖地抽着烟的朋友们。同样，如果你能找到一群与你身份相契合的新朋友——无论是跑步爱好者、健身伙伴还是你烹饪班上的同学，你将更自在，更有可能成功实现你的目标。

当下的力量
The Power of Now

在遥远的过去，我们的狩猎采集祖先常常处于半饥饿状态，未来食物的供应也不确定。在农业出现之前，我们永远不知道下一顿饭从何而来。这就是为什么我们的大脑天生就倾向于选择当下能获取的东西，而不是将来可能得到的东西。这适用于任何有助于我们满足核心本能的奖赏机制。不幸的是，在当下充满诱惑的环境中，大脑这种追求即时满足的机制使得大多数人难以抗拒眼前的食物诱惑。长期食用更健康的食物所带来的减重的延迟满足感很容易被多巴胺奖赏所抵消。

即时满足是大脑的默认选择，而非延迟满足。激励自己去实施那些延迟奖赏的行动要困难得多。考前学习就是一个例子，因为坐在书桌前花费几个小时并不会带来即时奖赏。放弃学习，出去做一些能马上获得满足感的事情是强烈的诱惑。但是，对长期奖赏的理性认识，以及养成良好的学习习惯（学得越多，学习就越容易），应该能增强坚持下去所需的意志力。

了解人类寻求即时满足的方式，能让我们更容易察觉这种行为。我们经常表现得像在糖果店里的小孩，脸上沾满了巧克力，手上黏糊糊的，嘴里塞满了糖果。当你伸手去抓那些唾手可得的奖赏时，要意识到这种类似婴儿的行为。如果这种行为频繁发生，留意一下还是有价值的，然后才能开始寻求更多的延迟满足。

压力与情绪化进食

Stress and Emotional Eating

如果我们正在遭受焦虑或压力的困扰，那么我们寻求即时快乐的倾向就会更加强烈。大脑不喜欢不愉悦的感觉，在这种情况下，大脑会更加急切地寻求奖赏。在我的门诊中，因压力发生情绪化进食的情况十分常见。这种进食行为是为了获得某种奖赏——通常是加工食品，其设计就是为了给人带来极大的愉悦感。在这种情况下，进食行为与饥饿无关，而是与压力有关。情绪化进食时，身体并非在寻找营养或能量，而是大脑正在寻求奖赏以试图扭转负面情绪。不幸的是，当压力过大时，我们会倾向于选择加工食品，而加工食品会引起肥胖（以及健康问题），最终导致更多的压力、不快乐和焦虑。奖赏才是问题的根源。

应对压力是阻止情绪化进食的重要手段。如果你有能力让自己放松，那么你就不太可能觉得需要去寻求那些不健康的且有害的奖赏。如果你知道如何独自平静自己的情绪，你就无须借助外在的刺激，无论是药物、酒精、尼古丁、糖还是加工食品。让我们来看看一些有助于缓解压力的方法，进而避免由压力导致的不健康的食物选择。

放松工具包

A Relaxation Toolkit

有许多已被证实的有效方法可以帮助我们从压力状态切换到放松状态。其中一些方法可以追溯到早期的印度教和佛教教义。它们通过呼吸和冥想等方法来让身体和心灵平静下来。这些方法旨在刺激与放松相关的神经系统部分，同时关闭与压力相关的部分。* 当你感到焦虑时，你的心跳会加快、呼吸短促，并且开始出汗。如果你经常练习这些方法，你将有能力应对压力情绪，而无须依赖药物或情绪化进食。

呼　吸
Breathing

呼吸练习是一种简单易学且效果显著的方法，能让我们快速从压力状态切换到放松状态。它通过刺激迷走神经发挥作用，迷走神经随后会启动与放松相关的神经系统部分。我们一生都在呼吸，却从未意识到这一过程。吸气和呼气会影响我们的压力水平。每次吸气时，压力神经（交感神经系统）会更加活跃；而呼气时，放松神经（副交感神经系统—迷走神经）会更加活跃。通过快速吸气和缓慢呼气，放松系统会被触发。

循环长吸和缩唇呼吸

通过鼻子快速完成两次吸气，使肺部充盈，然后双唇紧闭，缓缓呼出。以这种方式呼吸5分钟，刺激迷走神经，你就会感到放松。

★　副交感神经系统（PNS）——神经系统中的"休息与消化"部分，当我们放松时活跃。交感神经系统（SNS）——神经系统中的"战斗或逃跑"部分，当我们面临危险或压力时活跃。

箱式呼吸

慢慢地用鼻子吸气，同时数4个数。

屏住呼吸，在心里数4个数。

缓缓呼气，同样数4个数。

屏住呼吸，数4个数。

重复上述动作5分钟。

这个练习迫使你专注于呼吸，是一种冥想方式。专注于呼吸能够减少你的忧思。此外，缓慢地呼吸能够抑制焦虑的神经，促使身体放松。

像其他活动一样，你做的呼吸练习越多，就越能掌握它。就像锻炼肌肉一样，你可以增强迷走神经的功能，并开始感受到其带来的益处。

缓解慢性压力
Chronic Stress Relief

呼吸是训练身体立即放松的绝佳方法。运动员、演员、演说家、歌手和冥想者都了解这一方法，它对我们所有人来说都是免费的。一旦你掌握了它，你就会对自己管理短期压力和避免不健康行为（如情绪化进食）的能力更有信心。但是，长期的压力呢？它又是如何影响我们的饮食和健康的呢？

长期的担忧和焦虑会导致压力激素皮质醇释放到你的体内。这种激素能帮助你在危险的情况下生存。它会升高血糖，让你感到饥饿，并驱使你去寻找高卡路里的食物，这会对胰岛素水平产生不利影响，最终导致体重增加。

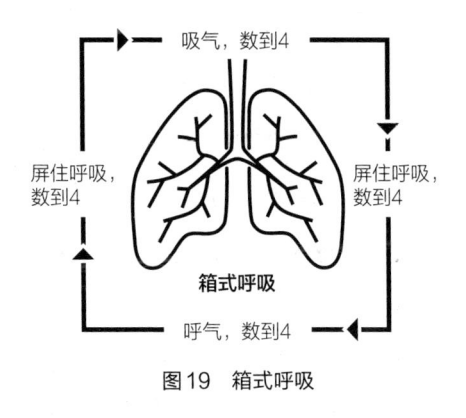

```
        吸气，数到4
  ┌─────────────────┐
  │                 │
屏住呼吸，        屏住呼吸，
数到4             数到4
  │                 │
  │     箱式呼吸    │
  └─────────────────┘
        呼气，数到4
```

图19　箱式呼吸

有许多活动可以降低慢性压力水平，比如以下几种。

禁 食

我们需要通过进食来滋养身体，但并不需要一直进食。每天禁食几个小时能够降低压力水平。如果你养成了睡前4小时不进食（或不摄入含卡路里的饮料）的习惯，并能保证8小时的睡眠，那么你每天的禁食时间将达到12小时。每天禁食时间越长，你的压力水平就越低。★

晒 太 阳

早晨太阳升起或傍晚太阳即将落下的时候，在户外站20分

★ 最近一项研究表明，因宗教原因而禁食的人在禁食期间的抑郁、压力和焦虑水平显著低于不禁食时。其原因尚不明确，但一些科学家认为这可能与禁食期间压力激素皮质醇的水平趋于稳定有关。

钟晒晒太阳，对我们来说是有益的。这有助于维持我们的昼夜节律稳定（通过训练体内的生物钟，来调节我们一整天的身体机能和激素水平）。

想　象

这可以是想象在特定情景（例如跑步）下出现好的结果，也可以是引导性想象。你闭上眼睛，想象自己身处一个放松的场境，例如温暖的海滩。想象练习得越多，体验就越生动，你会逐渐感受到阳光的温暖，听到海浪拍打的声音。它能在精神上成为一处度假胜地，让你细细品味，从而产生放松和宁静的感觉。

刺激按压点（轻轻敲打）

这种有趣的方法包括轻轻敲打或按压头部、面部和上半身的特定按压点。这些按压点与中医针灸中某些所谓的经络穴位相对应。通过刺激这些按压点，你会产生一种平静的感觉，这种感觉令人愉悦。

用两根手指轻轻按摩或轻敲以下部位：眉毛内侧、眼外侧、眼下、鼻下、下巴、锁骨内侧下方以及腋下。当你按到准确的位置时，会感觉像是刺激到了神经。你可以舒服地躺下或坐下，想想你感受到的压力，然后按摩或轻敲这些部位（每个部位7次，重复这个过程）。完成之后，你会感到压力减轻了。

图20　按压点

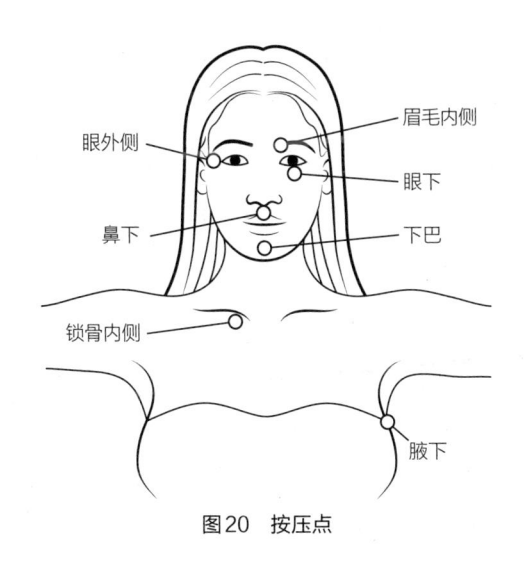

什么都不做的冥想技巧
The Do-Nothing Meditation Technique

许多传统的冥想方式都要求你努力清空大脑中的所有想法。通常清空大脑的方法是专注于某事——可以是你的呼吸、内心默念的一个词，甚至是一个黑点或烛光（后者被称为"特拉他卡冥想"）。当你舒舒服服地坐着，然后以这种方式集中你的注意力时，大脑自然地处于活跃状态，但并未专注于任何特定的想法或忧思。一旦你注意到自己的思绪又回来了，就承认它们的存在，然后重新将注意力集中在呼吸或冥想的唱颂上，以回到冥想状态。

这种传统的冥想方式越来越受欢迎。然而，其不足之处在于，它需要大量的练习才能达到一种对你有益的放松状态。许多人尝试过这种冥想,但最终放弃了,因为他们无法在练习过程中平息担忧或忧虑的情绪。

我发现有一种什么都不做的冥想方法比传统的冥想更容易,也更有趣。你可以在任何地方进行,但最好是在一个不太可能被打扰的地方。它需要20分钟。找一个舒适的姿势坐下,关掉所有干扰(智能手机、电视、音乐)。只需详细地观察周围环境。观察你所处的房间,聆听不同的声音,感受你身体的感觉。感受和觉察自己的呼吸也是其中的一部分,但前提是你的思绪会自然地转向那里。使用这种方法时,你并不需要要求自己停止思考,而是简单地观察和思考周围的环境。你会发现,当你什么都不做,只是观察一个房间时,你的脑海里会流淌着不同的想法。如果这些想法变成了你平常熟悉的烦恼,那就把注意力重新放回看到的景象和听到的声音上。

其他可能影响压力水平的因素
Other Factors That Can Affect Your Levels of Stress

- 睡眠——睡眠不足会增加焦虑和压力。养成规律的睡眠习惯,每晚睡7~9个小时(具体时长因人而异)。
- 定期运动——任何运动都能降低压力激素皮质醇水平,并释放出许多天然的放松激素。
- 人际关系——与朋友和家人保持联系和互动可以减轻压力。

- 健康饮食——我们知道新鲜食物中含有许多抗炎化学物质，有助于降低压力水平。

如果你将这些活动融入正常生活中，并逐渐养成习惯，你就会发现自己的总体压力水平降低了。压力水平过高更有可能让你去寻求酒精、毒品、甜食或加工食品所带来的即时满足感。通过降低压力水平并学会控制焦虑，你会发现自己抵抗即时满足的意志力会大大增强。

测量压力
Measuring Stress

最近，我们在测量压力方面取得了巨大的进展。

当我们吸气时，压力神经（激活交感神经系统）会使心率加快；当我们呼气时，放松神经（激活副交感神经系统）会使心率减慢。这意味着我们的心率从来都不是恒定不变的，在每次心跳之间总是存在一些变化的。如果你的心率为60次/分钟，这并不意味着每次心跳的间隔恰好是1秒。例如，有的心跳间隔是0.9秒，而有的心跳间隔是1.1秒。当我们感到疲惫或特别紧张时，我们的放松和压力神经系统会变得疲惫，心率变异性（HRV，心跳间隔的变化）减少。如果我们身体健康、休息充分且没有焦虑，神经系统会正常运转，心率变异性增强。这是健康的标志。

技术进步意味着现在有许多设备都能够测量心率变异性。最先进的设备会在你处于深度睡眠时测量心率变异性，然后在第二天反馈你的身体状况。许多运动员使用这些设备来了解自己是否训练过度。该领域的领先公司是Whoop——包括勒布朗·詹姆斯（LeBron James）和罗里·麦克罗伊（Rory McIlroy）在内的许多运动员都曾佩戴其手环，即使你只是想监测自己的压力水平，它也是一个不错的选择。

饥　饿

Hunger

所有动物，包括人类，体内都有一个饥饿程度表。就像汽车上的燃油表一样，当我们的身体感觉到能量水平较低时，这个饥饿程度表会提醒我们补充能量。在人类身上，饥饿信号主要来自一种由胃分泌的名为饥饿激素的激素。它提醒我们补充能量，我们越长时间不进食，饥饿的信号就越强烈。我们从著名的明尼苏达饥饿试验中得知，这种信号会变得非常强烈。在这项研究中，一组年轻男子自愿接受监测，他们每天摄入1500千卡，并进行高强度的运动。在24周的时间里，他们的体重减轻了约四分之一。在研究期间，他们的卡路里限制十分极端，除了想着下一顿饭，他们无法专注于其他任何事情。他们的梦和幻想都是关于食物的，他们能盯着美食杂志和食谱看好几个小时。

明尼苏达试验证明了极度饥饿状态下饥饿产生的影响。不过，尽管我们在日常语言中会用到"快要饿死了"这样的描述，但幸运的是，我们大多数人都不太可能经历这种情况。然而，当谈及饮食时，我们的饥饿信号，尤其是我们如何解读和应对这些信号，非常重要，所以让我们更仔细地研究一下。

饥饿不应被视为是一种不愉悦的感觉而加以避免，而应被视为即将进食的信号——这是我们一天中最愉悦的经历之一。我们越饥饿，用餐就越享受。随着饥饿感的增强，我们的味觉也会变得更加敏锐。"饥饿是最好的调味剂"这句名言，早在2400年前就已写下，至今仍然适用。

通常情况下，即使我们一点不饿，我们也会无意识地吃些东西来减轻压力。随着我们能够更好地控制自己的压力水平（或许可以运用我们刚刚讨论过的一些方法），这种无意识进食的冲动应该会减少。这样我们就能区分，因饥饿而摄入天然食物所带来的真正愉悦感和为了获得多巴胺奖赏而摄入人造食品所带来的虚假愉悦感。

以下是一些有助于在日常生活中更好地应对饥饿感的建议……

饥饿程度
Hunger Scale

了解自己的饥饿程度并据此进食是有益的。我们再来想象一下汽车上的燃油表。其最低刻度是饿到极点，例如一天没吃东西的那种饥饿感；最高刻度则是像享受完圣诞节或感恩节大餐后那种饱得不行的感觉。

中间的水平则是当我们的饥饿感得到满足的时候。再往下一级是轻微饥饿的感觉。你应该享受这种感觉,而不是一感到饥饿就吃东西。一旦感受到了真正的饥饿,就是该吃东西并享受食物带来的愉悦感的时候了。有些指导建议你吃到8分饱(不要把自己吃到10分饱)。如果可能的话,你应该慢慢进食,并留意自己的饥饿程度。一旦饥饿得到满足,最好停止进食。15分钟后,当你的肠道激素【肽YY(PYY),胰高血糖素样肽-1(GLP-1)】向大脑发出饱腹信号时,你就会感到完全的满足。不要吃得过饱而感到腹胀。进食后,你应该能够正常完成日常或工作事务。如果吃完饭需要躺一会儿,那就意味着你吃得太多了。

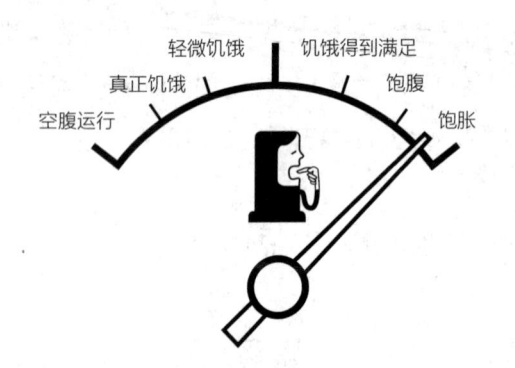

图21 饥饿程度表
只有在真正饥饿的时候才开始进食,一旦饥饿得到满足就停止进食。

限时进食
Time-Restricted Eating

只要感觉舒适,适度禁食对我们有好处,因为它可以减轻压力和炎症,如果定期禁食,还能帮助我们延长寿命。任何长时间的禁食都会降低胰岛素水平，而我们知道，胰岛素是阻断我们体内体重控制信号（来自瘦素）的主要因素之一。当禁食导致胰岛素水平降低时，瘦素不再受阻，最终大脑能感知到我们是否储存了过多脂肪，如果脂肪过多，它可以采取行动来减少脂肪。这就是为什么限时进食（将一天中的正常进食时间限制在8小时甚至6小时，根据禁食与进食的时间比例称为16∶8或18∶6进食法）仍然是一种流行的减肥方法——请记住，定期禁食后体重减轻并非是因为减少了卡路里的摄入，而是禁食将胰岛素水平降低，使其恢复到更自然的水平，从而恢复我们正常的健康体重调节机制。

我们大多数人喜欢按照早餐（如果需要的话）、午餐和晚餐的规律来进食。如果我们每天吃两到三餐，那么两餐之间就有足够的时间来产生真正的饥饿感，我们就能真正地享受天然食物。晚上，为了保持胰岛素平衡，晚餐最好不要吃得太晚或在晚餐后吃零食。例如，你可以给自己设置一个晚上9点停止进食的时间限制。这种对进食时间的限制可以成为一种健康的习惯。

渴望冲浪
Crave Surfing

有时，那种想要当下做出一些对自己不好的事情的冲动会超过延迟满足的理智。当出现一种对成瘾且不健康习惯（例如暴饮暴食加工食品）的渴望时，问问自己内心的真实感受，问问这种渴望从何而来。通过更深入地思考这种渴望以及其出现的原因，你就能更谨慎地做出反应,很多渴望在几分钟后就会消失。当强烈的饥饿感出现时,一种能帮助你保持控制的好方法叫作渴望冲浪。专注于你的呼吸,留意这种渴望的感觉,观察它像波浪一样越来越强烈,直到达到顶峰后消退。意识到渴望在最终消退前会变得越来越强烈,可以成为一种有力的工具。

提问简单问题
Ask the Simple Question

激励自己采取(或不采取)某个行动的一个非常有效的方法是,问自己一个简单的问题:"我是否要做＿＿＿＿？"例如,如果你正在拖延跑步,你可以问自己:"我今天要去跑步吗?"这个问题的答案只能是"是"或"否"。通过问自己这个问题,你就能明确自己的内在动机。这个行动是否与你的真实身份相符——这个行动会使你更接近自己想成为的那个人吗？在面对不良习惯或行为时,也可以问一个类似的问题:"我今晚要去吃垃圾食品吗?"如果你的真实身份或你想成为的那个人拒绝食用任何垃圾食品,那么回答"是"就会让你感到不舒服。

改变和控制
Change and Control

在本章中我们了解到,如果为实现减重或改善健康所做出的习惯改变与我们的真实身份相符，那么达成目标就会容易许多。一旦我们明白饮食环境如何影响健康，我们的身份就会改变，我们就能调整真正的自我以及对各种情况的反应。这种改变会自然而然地让我们对不健康的加工食品产生厌恶，对健康的天然食物产生更多的渴望。改变几乎不需要意志力。

通过了解我们是如何被触发养成坏习惯的，以及如何用对我们更有益的习惯来替代这些坏习惯，我们就能在日常行为方面取得真正的进步。改变我们的周围环境，或者改变与我们交往的人，可以增大养成坏习惯的阻力，让好习惯更容易养成。重复一个好习惯，即使这个行为或活动本身只持续很短的时间，也是将它植入我们的大脑的关键。

压力会使我们去寻求奖赏让我们暂时感觉好一些，但这些奖赏往往对我们不利。为了寻求满足而非出于饥饿而吃加工食品，会让这些食品变成"毒品"，即时我们暂时感觉好了一些，但它们却在损害我们的健康。通过控制压力，我们就能更轻松地控制自己对即时满足的渴望。

一年后，再次走上前往格拉斯哥的道路
Back on the Road to Glasgow – a Year Later

我女儿上大学二年级时，我再次送她前往格拉斯哥，从美食的角度来看，这次更加令人满意，与上次相比完全是另一种体验。这次我们不仅计划了出发时间，还计划了沿途的停靠点以及

要吃什么食物。在旅程结束时，我们都感觉身体状况好多了。

　　这一次，一路上阳光明媚，我们没有前往那种脏乱的服务站去吃有害健康的早餐，而是坐在国家公园的野餐长椅上。我们准备了一顿传统的日式早餐，有美味的照烧三文鱼、小碗装的糯米饭、自制的腌黄瓜、生胡萝卜，还有味噌汤。我们一边品尝着美食，一边从保温瓶里倒出绿茶，此时此刻，我的脑子里完全没有吃快餐的想法。那些渴望早已烟消云散。

第10章
烹饪课堂

CHAPTER 10
Cookery School

"让食物成为你的药物,让药物成为你的食物。"

——希波克拉底(Hippocrates)

麦当劳,南安普顿大街,周六下午,1988年6月

McDonald's, Southampton High Street, Saturday Afternoon, June 1988

我把8块肉饼小心翼翼地放在烧红的烤架上,它们立刻吱吱作响,然后我按下了30秒的计时键。

"5个汉堡加芝士!"主管喊道,随着餐厅里的人越来越多,队伍越来越长,他的声音也越来越尖。我准备好5块人造芝士片。计时器一响,我把肉饼翻面,然后把芝士片放在其中5块肉饼上,再次按下计时器。我的助手已经把涂了糖浆的烤面包片准备好了。哔哔哔……我迅速把烤得金黄、香气四溢的肉饼放到面包片上,我的助手小心翼翼地挤上一层薄薄的番茄酱,加几片黄瓜,盖上芝麻面包顶,然后把汉堡放进色彩鲜艳的纸盒里。

20分钟后，我终于能休息一会儿了，这是10小时轮班中我唯一一次休息的时间。员工们在休息时可以尽情享用食物，但前提是这些食物必须在最佳食用期内，否则就会被丢弃。我拿了两个汉堡、一份薯条、三个苹果派和一大杯巧克力奶昔。在楼下，我和同事们坐在狭小昏暗的地下室里，像一群沉默的野兽狼吞虎咽地吃着快餐，只想在最短的时间内吃下最多的食物。

但工作到第10天的时候，一想到又要吃汉堡我就感到恶心，身体虚弱、肿胀，脸上长满了痘痘……不用说，我第一份做厨师的工作没能坚持多久。

我第一次真正对烹饪感兴趣是在我上医学院三年级的时候。当时我很幸运，和一群印度朋友合租一套房子。与我从未学过烹饪不同，我的朋友们经常制作美味的印度菜。我只见过用咖喱粉制作的"咖喱"，而他们会用新鲜的香料制作咖喱。他们会将蒜末、姜末、洋葱末和辣椒末炒香，再加入辛辣香料粉和姜黄粉，接着放入孜然籽、豆蔻荚、肉豆蔻、八角茴香和咖喱叶，立即香气四溢。他们还会加入鸡肉或羊肉，配以五颜六色的甜椒、番茄、马铃薯和秋葵。我们一边品尝着美味的食物，一边开着玩笑，讲述着当天的经历，桌上则摆满了煮得恰到好处的米饭、酸奶黄瓜沙拉、一锅印度扁豆和一份简单的洋葱沙拉。

自从我跟印度朋友学会烹饪，只要有可能，我就会学习新菜肴，体验世界各地的美食，例如巴西、哥斯达黎加、印度、泰国以及非洲等许多地区的美食。最近几年，我学会了一些新的烹饪理念和技巧，现在我和我的女儿们对全球各地许多美味的菜肴都了如指掌。本书的目的之一是鼓励人们拥抱真正的食物，体验世界各地丰富多样的美食，所以在接下来的章节中，我为那些烹饪零基础或者想要增加日常食用和烹饪天然食物种类的人，列出了一些关键的烹饪技巧、食材和建议。在我们这个时代，我们有幸能够获取各种各样的食材。无论我们喜欢南亚菜还是中东菜，巴西菜还是中国菜，现在我们都可以选择自己动手制作。

用新鲜食材烹饪的美味佳肴不仅在口味上更胜一筹，而且对健康也有强大的益处。第12章中的各国食谱和建议都是精心挑选的，可以帮助你重新调整体重。它们所提供的营养会对你的身体健康产生深远的影响，促进胰岛素信号的高效传导，减少炎症，轻松排出多余脂肪。一旦养成这样的烹饪习惯，它就会让你觉得自己的身体焕然一新，具有极高的效率。

在我们走进厨房之前，我得先声明一下。我既不是厨师也不是烹饪大师，也从未接受过任何正规的烹饪培训。因此，下面的建议只是从一个烹饪爱好者的角度提供的。如果你在烹饪方面十分自信，可以跳过相关内容，不过我仍希望，即便是经验丰富的厨师也能在这里找到一些值得深思的内容。

避免吃什么

What to Avoid

记住吃什么和避免吃什么很重要。我们已经了解到，糖和精制碳水化合物会通过阻断大脑用来了解体内脂肪量的瘦素信号来触发体重增加。此外，大量摄入果糖（水果中的糖）会触发另一种类似于动物冬眠状态的体重增加机制。适量食用新鲜水果是好的，但所有果汁都会触发这种体重增加机制，而且我们知道加工食品中都添加了这种令人上瘾的超甜添加剂。再有，所有植物油都不属于天然的人类食物。它们会严重扰乱我们体内的代谢平衡，这也是我在麦当劳连续工作的10天里食用大量植物油后感觉身体不适的原因。这些油中的ω-6脂肪酸会"覆盖"我们身体的每一个细胞，稀释新鲜食物中具有健康益处的ω-3脂肪酸，引发炎症并导致胰岛素功能紊乱，这意味着需要更多的胰岛素。对于我们的身体而言，这就像是摄入了过多的糖然后遭受了炎症冲击，但其实并没有糖的摄入也没有细胞损伤。

我们应避免食用含有大量ω-6脂肪酸的食物。不幸的是，不只是油炸快餐和加工食品中含有这类脂肪酸。动物摄入高水平的ω-6脂肪酸以后，其体内的ω-6脂肪酸水平也会升高。就像人类一样，以谷物和种子为食（喂养）的动物比食用天然食物的动物生长得更快、更肥。几乎所有的鸡，即使生活在田野里，也都是用谷物喂养的，其体内的ω-6脂肪酸水平非常高。真正的野鸡会四处游荡，以爬虫和昆虫为食，但这些鸡又瘦又细，超市对它们不感兴趣。鸡蛋也是如此。鸡蛋蛋黄中的ω-6脂肪酸的水平很高，因此，如果你想让自己体内的ω脂肪酸保持正常水平，那么就选择蛋清，★ 这是一种优质蛋白质来源。其他应该避免食用

★ 多年来，许多担心鸡蛋黄胆固醇含量高的人一直都在这么做。我们现在知道，蛋黄中的胆固醇不会引起炎症、心脏病风险升高和肥胖，真正发挥作用的是其中的ω-6脂肪酸。

的农场饲养动物肉有猪肉和谷饲牛肉。好消息是,野生鱼类、草饲牛肉和羊肉的 ω 脂肪酸比例健康,我们可以尽情享用。总之,应避免:

- 主要成分是糖、人造果糖甜味剂和植物油的所有加工食品。
- 主要成分是糖的食品。不过,天然食物烹饪时偶尔加一两茶匙糖是可以接受的。
- 精制碳水化合物,如小麦面粉。它们在烹饪中作为酱汁和脆皮裹粉添加是可以接受的。
- 植物油,包括葵花籽油、菜籽油、玉米油、棉籽油、红花籽油、"植物"油、芥花籽油(不要理会其"富含 ω-3"的宣传——加热30秒后就会消失)、人造黄油、"易于涂抹"的假黄油和起酥油。这些油不应该出现在你的厨房里。它们还被广泛用于各种快餐(因为它们能承受高温烹饪)、加工食品(因为它们不易氧化,保质期长),以及农场养殖的家禽、猪肉和谷饲牛肉。你的身体至少需要6个月的时间来清除这些已经附着在细胞上的 ω-6脂肪酸。一旦清除干净,你会感觉好很多。

不同的人对自身健康有着不同的追求,你需要根据自身需求调整饮食。如果你想减重(并改善2型糖尿病、高血压、高胆固醇和心脏病),那么除了要避免食用加工食品、糖和植物油外,你还需注意不要摄取过多的碳水化合物,如白米饭、马铃薯和自制面包。我的第一本书中列出了大多数常见食物中的碳水化合物含量，但是如果你能控制食量（使用小一点的盘子）和饥饿感（不要吃得过饱），限制碳水化合物的摄入应该会很简单。

请记住，如果你进行大量体力活动，就需要摄入更多食物，只要是用新鲜食材制作的食物，就没有问题。如果你的主要目标是改善长期健康状况，避免或改善现代炎症性疾病，如哮喘、湿疹、牛皮癣、炎症性肠病、类风湿性关节炎和纤维肌痛，你不用特别留意天然碳水化合物的摄入量——减少糖摄入、避免食用加工食品和植物油就足够了。

吃 什 么
What to Eat

其余的食物都是可以吃的。基本上，你可以食用上述类别之外的任何食物。请记住，新鲜蔬菜，尤其是绿叶蔬菜和色彩鲜艳的蔬菜，能为你的身体注入植物化学物，这些抗炎和延年益寿的抗氧化信息来自我们的植物朋友。它们能为我们的身体提供天然的碳水化合物。强烈建议你通过这类蔬菜获取大部分碳水化合物。如果你这样做，你的身体将重新激活正常的体重控制机制，将多余的脂肪排出体外。

非养殖鱼类富含 ω-3 脂肪酸，通过降低胰岛素需求来启动你的身体，以减轻炎症和改善体重控制。

红肉对身体并无害处。它富含有益健康的天然饱和脂肪。这些脂肪不会导致胰岛素水平升高，也不会引起肥胖。草饲肉类

（牛肉和羊肉）更好，因为它们含有更高的ω-3脂肪酸水平。鸡肉和猪肉，尽管许多营养学家认为它们对人体有益（基于饱和脂肪含量低有益的错误观念），但它们通常是用谷物饲养的，而谷物中富含促炎的ω-6脂肪酸，这意味着它们也含有大量这种有害脂肪。

豆类（各类干燥豆类种子和肾形或椭圆形、实心的豆类种子）是优质高蛋白卡路里的绝佳来源，可以用来替代常见的主食碳水化合物（如米饭、意大利面、马铃薯）。另一种常被忽视的传统碳水化合物替代品是荞麦和藜麦等谷物。与传统碳水化合物相比，它们易于烹饪，美味可口，对胰岛素影响小，且蛋白质和营养成分含量高。如果你用这些食物代替米饭，你的身体会做出积极的反应。

茄子，也叫紫茄，烹饪起来很容易，也可以替代传统碳水化合物。最好的水果是浆果，它富含植物化学物，果糖含量低。

如果你想摄入乳制品，天然酸奶和农家干酪是很好的选择，它们富含蛋白质、钙和B族维生素。这些都是开启你一天的健康食物。

关于饱和脂肪

20世纪60和70年代有关胆固醇与心脏病之间存在关联的研究后来被证明是错误的。只要你没有罕见的家族性高胆固醇血症（血液中胆固醇水平极高），你就无须避免摄取含有胆固醇或天然饱和脂肪的食物。这类脂肪的摄入量与心脏病患病风险之间没有关联。

事实上,当美国人和英国人被告知要少摄入这类脂肪,转而多摄取谷物和含糖食物时,他们开始出现肥胖和糖尿病。因此,我们可以发现,高脂肪牛排、红肉、黄油、酸奶和一些天然奶酪是没问题的。唯一要避免的饱和脂肪是棕榈油,它确实会引发心脏病。棕榈油已被广泛应用于加工食品(因为它价格低廉且口感好),最好尽可能避免烹饪或摄入这种油。

总而言之,在肉店、鱼店和蔬菜水果店能买到的天然食物对你的健康非常有益。如果你的目标是健康而非减重,那么面包(用全麦面粉自制的)是可以适量食用的。记住,超市里的面包是超加工食品,因此如果可能的话,应尽量避免。

厨房的准备工作

Preparing Your Kitchen

要记住,环境在很大程度上决定了你是否会采取某种行动,以及是否会养成好习惯或坏习惯。杂乱无章且设备不全的厨房,以及储备不足的食物储藏室,不太可能会让你享受到烹饪的乐趣。第一步就是清理厨房台面上所有与烹饪无关的杂物以及很少使用的设备。把那些新奇的切割工具和不太常用的大型电器，例如咖啡机或榨汁机，都收起来，需要时再拿出来。这样可以腾出更多的台面空间。扔掉或回收利用有缺口的杯子和盘子以及褪色的塑料容器。检查冰箱和储藏室里的食物，扔掉过期或开封太久的食物。所有食物应尽可能新鲜。扔掉你的植物油（它们不是食物）以及装有含大量油的酱料、混合料或蘸料的罐子。

你需要如下基本厨房设备。

- 砧板——尺寸要与台面空间大小匹配。我更喜欢大一些的、结实的、厚重的木质砧板（例如肉店用的那种），但很多人用塑料砧板。为了防止砧板在使用时滑动，可以在下面铺一条湿的厨房毛巾。
- 主厨刀——你一定在电视上见过那些有名的主厨挥舞着这类又大、又重、又锋利的刀具。这种刀的刀刃呈倾斜的弧形，便于在切割和切碎食材时做出标志性的摇摆运动。

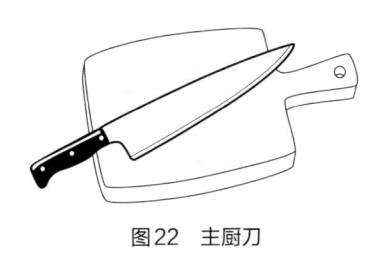

图 22　主厨刀

- 磨刀器——没有什么比切割时刀刃锋利更令人愉悦的了，也没有什么比刀刃变钝更令人沮丧的了。手持式磨刀器或钢制磨刀棒是最简单的选择。电动磨刀器更方便实用，但会占用空间。我个人最喜欢的是老式磨刀石。
- 小削皮刀——类似主厨刀,但尺寸更小。非常适合切洋葱、大蒜和生姜,或者给新鲜水果剥皮。
- 锯齿刀——用于切割表面较厚的食物,例如(自制的)硬皮面包和番茄。
- 切肉刀或中式菜刀——用于将肉切成小块,或切割大块、硬一点的蔬菜。
- 旋转式削皮器——适用于马铃薯。
- 擦丝器——适用于胡萝卜、马铃薯和奶酪。
- 擦细丝刀盘——适用于帕尔马干酪、肉豆蔻、柑橘皮和生姜。
- 曼陀林切片器——可以将蔬菜切得非常薄。它并不是必需的,但使用起来确实很顺手。
- 搅拌碗、过滤器和沙拉甩干器——后者对于甩干和储存洗净的生菜来说是必不可少的。
- 烹饪用具——木勺、夹子、刮铲、漏勺、搅拌器、捣泥器、臼和杵。
- 汤锅和平底锅——不粘煎锅(平底煎锅),以及不同大小的汤锅。
- 铸铁煎锅——这也许不是必需的,但会让烹饪变得有趣。
- 烤盘和烘烤板。
- 厨房秤——电子秤是最方便的。

在餐桌上
On the Dinner Table

20世纪60年代，我们的餐盘大约8.5英寸（约22厘米），能盛放约800千卡的食物。在过去的几十年里，餐盘越来越大。如今的餐盘达12英寸（约30厘米），能盛放约1900千卡的食物。与其使用这些现代的大餐盘，我建议使用复古一点的小餐盘，类似于20世纪60年代那种。使用小餐盘，你更有可能吃得慢一点，享受食物，并在饥饿得到满足的时候停下来。大餐盘容易让你吃多。

如果你想减少碳水化合物的摄入，那么在拿了一份碳水化合物食物后，你可以把它放在离你较远的位置或者直接放回厨房，这样你如果想再拿一份就会更费劲。

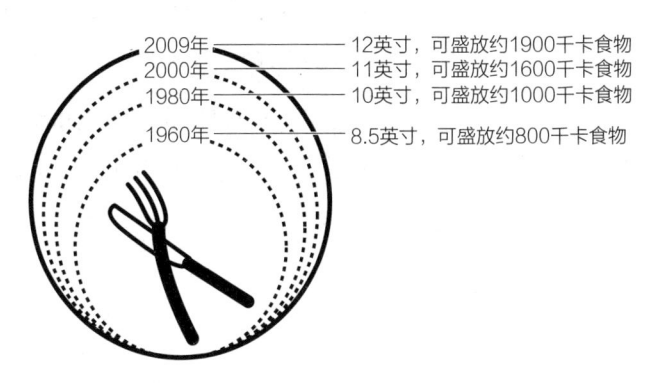

2009年 —— 12英寸，可盛放约1900千卡食物
2000年 —— 11英寸，可盛放约1600千卡食物
1980年 —— 10英寸，可盛放约1000千卡食物
1960年 —— 8.5英寸，可盛放约800千卡食物

图23　20世纪60年代至今的餐盘大小

储 存
Storage

　　一个井井有条的厨房需要很多不同大小的保鲜盒,这些保鲜盒要有可靠的锁扣机制,防止泄漏和溢出。如果你出门在外,最好带上自制的午餐,以避免在外面选择不健康的食物,所以这些保鲜盒必不可少。

　　你可以用冷冻袋或带盖的塑料盒装剩下的食物,然后冷冻,改天再吃。可以用小瓶或小罐子储存混合香料和自制的泡菜。

食物储藏室的准备工作
Preparing Your Pantry

　　请记住,现在你正在控制自己的饮食。这意味着你不能再依赖于速食、快餐或外卖。你的食物储藏室应该备足不易变质的食品,可以搭配新鲜食物一起,制作各种各样的菜肴。储藏室储备充足会让烹饪变得更容易,也更有可能让烹饪成为你的日常习惯。

谷物和豆类
Grains and Pulses

　　如果你正在减重,我建议你少吃意大利面、面条或白米饭——

或者如果你觉得很难控制这些食物的摄入量，那就不要把它们存放在厨房里。如果你没有体重困扰，你的目标只是变得更健康，那么这些食物是可以接受的，但更健康的选择包括小麦碎、藜麦、野生稻米、糙米和荞麦面（由荞麦制成）。

豆类富含蛋白质和纤维。它们可以干燥或罐装储存。可储存的豆类包括：扁豆、芸豆、黑豆、豌豆、鹰嘴豆、白豆和杂豆。

罐装和干燥食品
Tinned and Dried Foods

切碎的番茄和椰奶在许多菜肴中作为配料使用，而荸荠则是炒菜中的绝佳食材。

鱼罐头，如金枪鱼、三文鱼、沙丁鱼或鲭鱼（浸泡在番茄酱里，而不是油里）是营养丰富（尤其是 ω-3 脂肪酸）的方便食品。凤尾鱼罐头可以用来给菜肴增添咸味和蛋白质的口感。

水果罐头应该浸泡在水里，而不是糖浆里。罐装的水果会损失一些植物化学物，但仍不失为新鲜水果的合理（且保存时间更长）替代品。菠萝块可以给一些菜肴增添浓郁的甜味。

醋和油
Vinegars and Oils

烹饪接近尾声时，可以在菜肴中加入红酒醋、白酒醋、米酒醋、味淋或香脂醋。

酸味会刺激舌头上的"酸味"受体，带来更完整的味觉体验。单纯的白醋可以用来自制泡菜。雪利酒可以用来给菜肴增添甜味。

不要用植物油，要用特级初榨橄榄油、黄油、椰子油和澄清的黄油（酥油）装满你的食物储藏室。橄榄油（瓶装）不应暴露在阳光下，这会使其变质，所以要将其存放在阴凉处以保持新鲜。

酱料和调味品
Sauces and Condiments

酱料可能包括第戎芥末酱和英式芥末酱（它们也可用作自制酱料中的乳化剂）、酱油、照烧酱、伍斯特酱（worcestershire）、胡椒酱和是拉差（sriracha）辣椒酱。

泡　菜
Pickles

刺山柑花蕾可以为菜肴增添浓郁的柠檬/橄榄味，尤其适合搭配鱼肉和意大利面酱。腌黄瓜和橄榄是开胃菜的好选择。不要忘记，自制新鲜泡菜也很容易——腌红洋葱、小黄瓜（腌黄瓜）、胡萝卜、萝卜、紫甘蓝和卷心菜都是维生素（维生素A、

B、C）和有益植物化学物的优质来源。

必备冷冻食品
Frozen Food Essentials

一个储备充足的冰箱是厨房的重要组成部分。冷冻的水果和蔬菜不仅比新鲜的水果和蔬菜便宜，而且它们在采摘后马上就被冷冻起来——这意味着在烹饪时它们还是新鲜的，并且保留了所有的植物化学物。虾在烹饪时无须解冻，鳕鱼、黑线鳕和海鲈鱼这类海鱼，在捕捞后几分钟内就被冷冻起来，这意味着它们很新鲜，可以在冷冻状态下直接烘烤，十分方便。

准备香料架
Preparing Your Spice Rack

不同于第2章中描述的E编码香料架——其中装满了有毒化学物质、人工香料、乳化剂和着色剂，你的天然香料架是一个营养宝库，富含矿物质、维生素和那些重要的抗炎植物化学物。因为这些香料都来源于我们的植物朋友。

厨房里备齐各种香料是必要的，这样才能给你做的菜肴增添层次丰富的美妙香气、味道和口感。

香料有整粒种子（孜然籽、豆蔻荚、胡椒粒）或研磨粉末两种形式。整粒种子能保存更久，最长可达2~3年，然而一旦种子被研磨成粉，其中的油脂（含有独特味道和香气）就会暴露在空气中，氧气会使其味道变差。磨碎的香料保质期较短，约为6个月。超过这个时间，就应该用新磨的香料来替换。这些香料应避光储存。

在烹饪时，每添加一种香料，就尝一尝味道变化，这样有助于你熟悉各种味道并增强信心。

我推荐如下常备的香料。

- 胡椒，整粒种子或研磨粉末。整粒胡椒比磨碎的胡椒粉保留更强烈的辛辣味。白胡椒比黑胡椒更辣，但味道不如黑胡椒复杂。在汤或杂烩中常用白胡椒来代替黑胡椒，以避免菜肴中出现难看的黑点。
- 孜然是一种具有迷人泥土气息和甜味的香料，在印度、北非、中东、南欧和墨西哥的菜肴中均有使用。孜然籽是从一种伞形科植物中收获的。烹饪开始时可以在油中加入孜然（以整粒种子或磨碎粉末的形式）来增香，也可以在烹饪过程中将其作为腌汁中的配料，或者加到酸奶沙拉中，甚至可以直接撒在烤蔬菜或沙拉上。
- 豆蔻荚，整粒种子或研磨粉末。这种香料具有独特的甜味和胡椒味，它来自印度和斯里兰卡发现的一种姜科植物。它常用于制作咖喱，有时也用于烘焙。
- 新鲜辣椒或干辣椒，添加它们到食物中能增强口感。辣椒带来的那种典型的口腔烧灼感会丰富味觉体验。辣椒还与代谢升高和体重减轻有关。

- 辣椒面是一种混合香料，由干辣椒粉与孜然、大蒜粉、洋葱粉等香料混合而成。
- 辣椒粉完全由干辣椒粉制成。与辣椒面相比，它更辣。
- 红辣椒粉（paprika）由墨西哥辣椒（甜椒）制成。通常会混合使用不同辣度的辣椒，因此其辣度是可变的。它能给食物增添甜味、泥土味、胡椒味，还能使食物呈现出深红色。它通常用于炖菜和制作烧烤酱，并可以撒在汤和蛋类菜肴上。
- 芫荽，整粒种子或研磨粉末，具有甜味，略带柠檬味。它与孜然搭配很好，这两种香料经常混合在一起，作为混合香料的基础。
- 姜黄在烹饪和医药领域已经使用了几个世纪。其主要成分姜黄素，是一种强大的抗炎植物化学物，有益健康。姜黄素是从姜科植物（新鲜姜黄看起来与鲜姜相似）的根茎中提取的。它能使食物呈深黄色。要确保姜黄粉是新鲜的，以充分发挥其健康功效。
- 胡芦巴种子或叶子是许多咖喱菜肴的重要配料，能带来极佳的抗氧化健康益处。如果在烹饪尾声时加入，还能给菜肴增添一种略带苦味的枫糖浆般的味道和香气。
- 八角是原产于越南和中国部分地区的一种常绿树的干燥果实和种子。虽然它与小茴香没有亲缘关系，但味道相似，带有甜甘草味。
- 肉桂（整根或研磨粉末）来自斯里兰卡肉桂树的树皮。它能为食物增添一种甘甜且略带烟熏的味道，还能为世界各地的咸味菜肴增添浓郁的味道。它在烘焙中也十分常见。
- 肉豆蔻能为甜味和咸味菜肴增添泥土味、坚果味和甜味。
- 丁香常与肉桂和肉豆蔻一起用于甜味菜肴中。它不仅味道辛辣，还具有甜味，与肉桂相似，加到热红酒或烤火腿中时，会让人感觉到"圣诞节的气息"。丁香也存在于中国的五香粉和印度的辛辣香料粉中。

请记住，新鲜的香料能让食物美味可口。它们是健康饮食和美好生活不可或缺的一部分。了解它们的味道以及如何搭配，你会烹饪出新鲜美味的食物，最终改善你的体重和健康状况。

混合香料
Spice Blends

找到正确的香料搭配需要时间和烹饪实践。你烹饪得越多，经验就会越丰富。为了方便，市面上有许多混合香料可供选择。这些混合香料是根据不同菜肴的风味专门搭配的，将特定的研磨香料按照合适的比例搭配在一起。例如，意大利香草药料、辛辣香料粉和马沙拉（印度风味）、五香粉（中国）、扎塔（中东）、镇店之宝香料（摩洛哥）、柏柏酱（埃塞俄比亚）和七味唐辛子（日本七香粉）。

你可以试着用各种香料种子来制作自己的混合香料。可以使用杵和臼或香料研磨器来研磨香料种子，释放其天然风味和芳香油。这些独特的混合香料可以保存数周，但越早使用，味道就越新鲜。

干药草
Dried Herbs

干牛至常用于意大利和墨西哥菜肴中，搭配番茄和奶酪一起使用。月桂叶、百里香和罗勒能为炖菜和汤增添甜味和香气，干迷迭香能为烤肉和炖菜增添独特风味。干薄荷可作为鸡肉和羊肉的腌料或加入豆汤中来增添一丝微妙的甜味和清新感，还可以撒在中东沙拉上。

新鲜药草
Fresh Herbs

与其从超市购买只能保存几天的新鲜药草，不如（如果你有时间）在厨房里种上各种各样的药草植物。可以从种子开始培育，也可以直接购买幼苗。适合在室内生长且可以在多种菜肴中使用的药草包括罗勒、薄荷、牛至、细香葱、迷迭香和欧芹。

正如我们从第5章了解到的，植物只需要一些水和充足的光照就能将空气中的二氧化碳转化为生长所需的养分。将它们放置在能接受数小时光照的窗边（如果你在北半球，朝南的窗户最佳）。不要浇过多的水，当它们长到大约15厘米高时，偶尔剪掉一些叶子（即使你烹饪时不需要它们）可以促进其生长。

盐
Salt

盐应当被视为烹饪中最重要的"香料"。将盐加入食物时，不仅能使食物味道变咸，还能激发食物的其他味道和香味，以及已添加的香料的味道。正如萨明·诺斯拉特（Samin Nosrat）在其书《盐、油、酸、热》(*Salt Fat Acid Heat*)中写道，没有盐，食物就会"漂泊在平淡无味的海洋中"。

盐对食物味道的影响确实比其他任何食材都要大。"适量调味"主要指的就是盐。烹饪时，你需要不断品尝食物，取一勺食物加一点盐，尝尝味道是否更浓郁、更美味。食物的味道不应过咸，但也不能平淡无味；加入盐的量要能让食物的味道充分散发出来。

盐还能减轻食物中的苦味。试图减少苦味时，盐可能是比糖更好的选择。除非你患有高血压或肾病，否则烹饪时加入多少盐通常不是问题。

然而，并非所有的盐都一样，味道也不尽相同。大多数厨房里常见的食盐都添加了碘，这使它有一股金属味。此外，食盐通常含有人工防结块剂，这是为了防止它结块，保证它能顺畅地倒出来。海盐是海水蒸发后形成的，含有天然海洋矿物质，是一种更好的选择。喜马拉雅盐是海盐的替代品。它是一种粉红色的岩盐，含有微量的镁、钾和钙，从喜马拉雅山附近的矿山中提取。

关于盐

盐是家庭烹饪中必不可少的调味品。它能给食物带来美妙的味道，尤其是肉类和鱼类菜肴。大多数厨师都喜欢大量用盐，但这对我们的健康来说安全吗？多年来一直存在着一场"反盐运动"。大多数人认为应谨慎控制盐的摄入量，并且知道摄入过多的盐会导致高血压。政府的指导方针建议我们将盐的摄入量从当前的每天3.4克减少到2.3克。但最近的一些报告表明，盐可能并不像之前认为的那样危险。

我们基于20世纪70年代进行的实验将盐和高血压关联起来。当时，纽约布鲁克海文国家实验室的科学家刘易斯·达尔（Lewis Dahl）给大鼠喂食了大量的盐，并观察到大鼠的血压在摄入大量盐后会升高，从而证明了两者之间的关联。然而，他为了实验取得阳性结果而给大鼠喂食的盐量，相当于每天给一个人喂食500克盐。超过80茶匙的盐！

近期几项大型试验以6250人为研究对象分析发现，没有证据表明限制盐摄入量能降低高血压、心脏病或中风的风险。另一项研究发现，肾脏排出盐分较少（因为摄入盐分较少）的人死于心脏病发作的风险更高。最近，研究重点转向了加工食品，认为其是导致高血压和心脏病的原因。但是，并非是食品中的盐对健康造成危害，真正的原因是其中添加的大量糖，尤其是果糖。

制订食谱
Meal Planning

提前做好计划会让你的烹饪体验更轻松、更愉快。计划每周餐食时，可以在手边放一份你最喜欢的食谱清单。随着你学会烹饪越来越多的菜肴，定期更新这份清单。

查看你（以及你家人）的日程安排，找出你不需要做饭的日子。在这一天制订食谱，列出所需食材（检查一下现有库存）。理想情况下，你应该在有时间、不匆忙、没有压力的时候去杂货店采购。你可以从农贸市场购买更新鲜的食材，你也可以在网上查询新鲜食品配送服务。现在有很多公司，会把新鲜采摘的水果和蔬菜送到你家门口。还有一些公司可以配送高品质的冷冻肉类和鱼类。

开始前的小贴士
Tips before Starting

先阅读你要做的那道菜的食谱，然后把所需的食材和调料都准备好。确保你的厨具都已备好。如果某种食材买不到，不妨大胆替换。如果你对厨房不是很熟悉，请记住，就像任何技能一样，你做得越多，就会越熟练。如果做出来的饭菜没有达到你的预期，请不要灰心。边做边学——反复试验没有什么问题。

烹饪技巧

Cooking Skills

要想对烹饪充满信心,学习一些新技巧是很有用的。我们可以从烹饪课上学到一些新技巧,或者通过网络视频学习,后者更加方便。有几个技巧学会后非常有帮助。

刀工对于成为一名更出色的厨师是必不可少的,因为它是所有烹饪的基础,你每天都会用到。多数情况下,你使用的都是大号的主厨刀。握刀时要靠近刀刃。切蔬菜时不应该剁,而应该像波浪一样前后摆动。值得掌握的切菜技巧包括切丁、切碎、切丝和切条。

翻炒是将食物在少量油脂中用大火快速烹制的过程。在加入食用油之前,先往锅里滴几滴水来检查锅底温度,如果温度很高,水滴会迅速冒泡并蒸发。用于此烹饪方法的油应具有较高的烟点,因此,对于这种烹饪方式,澄清的黄油(酥油)比橄榄油(如果你是素食主义者)更合适。在烹饪过程中,要经常翻炒食物。

烤制是一种在烤箱中利用干热和高温空气来烹饪食物的方法。通过这种方法,食物的各个面均能受热。烤制食物有三个重要的阶段:煎烤,即食物表面被烤至金黄,从而产生美妙的味道;烹饪,即将食物置于适宜的温度下,经过恰当的时间,使其完全熟透;以及静置(对于烤肉而言),使肉汁重新分布,更方便切肉。

焦糖化和褐变

每个优秀的厨师都知道,在高温下烹饪食物时会发生两种重要的化学反应:美拉德反应和焦糖化。

烤制、翻炒或烧烤任何含有糖和蛋白质的食物时,当温度达到150℃时就会发生美拉德反应。食物外层的氨基酸和糖会发生化学反应,形成棕色色素,并释放出蛋白质风味的化合物——使食物具有美妙的味道和香气。烤肉前先将肉煎一下,利用这种反应能增添额外的风味。其他通过这种反应变色的食物还有煎牛排、烤面包皮、咖啡豆以及有褐色底部的美味煎蛋。

焦糖化是指含糖食物在低温烹饪时会发生的一种现象。食物中的糖被氧化并变成褐色,从而使味道转变为甜中带坚果味的焦糖味。例如,用喷枪轻轻加热法式焦糖布丁的表面,会形成一层焦糖;在锅中慢慢煎焦糖洋葱至其发甜且呈褐色。

乳化是将水基和油基液体混合的过程,通常用于制作新鲜的酱汁。这一过程广泛用于使用人造配料的加工食品中,但也是你在自家厨房中必备的一种烹饪技巧。油和水不相溶,即便将它们摇晃或搅拌在一起,不久后也会分离。天然的乳化剂充当着中间人的角色,它能同时吸附水基和油基液体,从而形成乳化液——通常不会混合在一起的两种液体的混合物。油和醋就是一个很好的例子。要将它们混合在一起制成不会分离的沙拉酱,就需要乳化剂。在你的厨房里，最有用的乳化剂是芥末（尤其是第戎芥末）、蛋黄和蜂蜜。加入其中任何一种，就会形成乳化液。

盐浸对于烹饪肉类或鱼类时凸显美味和保持肉质湿润至关重要。当盐渗透进肉类（或鱼类）时，它会导致肌肉中的蛋白质链松散，并与其他松散的蛋白质缠绕在一起，这种蛋白质"编织"会吸引并锁住水分。当肉被煮熟时，它能保持其湿润度——这意味着肉类或鱼类更加多汁，也不太容易煮过头。除了让肉质更加鲜嫩多汁，盐本身还会增强食物的味道和香味。

多加一些盐，所以不要使用盐瓶，那样加的盐量不够。直接倒出一把盐抹在肉上，使大部分肉都裹上盐。盐渗透进肉里需要一段时间。肉越大或者越厚，盐渗透进去所需的时间就越长。一块中等大小的牛排可以在开始烹饪前几个小时就抹上盐。对于整只鸡和大块的肉，最好在烹饪前一天就开始腌渍。如果要腌渍一只体型较大的圣诞节或感恩节火鸡，可以考虑使用密封的袋子。加到袋子里的水应该和海水一样——非常咸。

鱼类比肉类吸收盐的速度要快得多。鱼类的盐渍可以在烹饪前15分钟左右进行。用盐量要恰到好处，这样你就能真正品尝到鱼是多么多汁和美味。

味道组合和调味品

Taste Combinations and Seasoning

在烹饪和品尝食物时，请记住我们的味蕾喜欢多种不同的味道组合在一起。盐是最重要的调味品，需要添加适量的盐，才能充分激发菜肴的美味。但也要记得在菜肴中加入一些甜味的食材（成熟的番茄、菠萝等）和苦味的食材（柠檬、醋），因为这样你才能品尝到丰富多样的味道组合。

同时也别忘了口感——我们天生喜欢食物中软糯、有嚼劲和酥脆的质地对比，同时依赖油脂丰富的酱汁或乳化酱料对口腔黏膜的全覆盖式包裹。

最后，要注意菜肴的外观。人类喜欢色彩对比鲜明，餐盘里的颜色越鲜艳，我们进食时就会越享受。

第11章
最后重申：为什么食物很重要

CHAPTER 11
Last Orders:
Why Food Matters

闭上眼睛，想象一下。有一间灯光明亮的白色房间，你坐在一张白色的桌子前，在你面前是一个白色的大餐盘，盘子里是你最喜欢的加工食品——可能是一份炸鸡、炸薯条或汉堡，或者是蛋糕、巧克力或颜色鲜艳的软糖。盘子里堆得满满的。你的任务是吃完它们，把餐盘清空。你并不饿，但还没开始吃，你就感到很愉悦，因为那些鲜艳的颜色吸引着你去大快朵颐。想想自己一口一口地咀嚼吃下它们，牙齿将其嚼碎，释放出人工乳化剂，让舌头被油包裹，同时释放出化学调味剂，在你的嘴里跳舞，直到它们附着在舌头上的味觉感受器上，欺骗你的大脑喜欢上这类食品。当食品进入你的消化系统时，想象一下你有一台精密的扫描仪，能让你看到正在发生的所有化学反应。当食品进入血液时，你可以看到糖和油阻断了正常的食欲调节机制，让你不停地吃；你会察觉到着色剂和调味剂中的化学物质正在与你的免疫系统激烈交战；你的大脑对正在遭受的伤害浑然不觉，像一盏坏掉的灯一样，在兴奋中忽明忽暗。镜头缓缓拉远，拍到你吃下最后一口，你感到恶心和腹胀，因为这些食品正在成为你，而你也在成为这些食品。

在这本书中，我们了解到加工食品，以及任何含过多糖、精制碳水化合物、果糖和植物油的食品，会对我们的健康产生可怕的负面影响。它们会扰乱我们正常的体重调节系统，导致体重增加。当我们摄入过多这类食品时，我们的体重设定点会升高到一个不健康的水平，最终会将过多的卡路里以脂肪形式储存起来。由于本应告知大脑能量储存状态的瘦素信号被阻断，大脑无法感知到多余的脂肪。我们的大脑抵制计算卡路里的节食或运动减重方式。请记住，大脑可使代谢能量大幅下降（大约600千卡），还能向我们发出强烈且难以抗拒的食欲信号——于是1小时的运动或者1200千卡的节食计划变得毫无意义。导致体重增加的并非这些食品中的卡路里，而是食品本身对身体的影响。大脑对这些食品发出的信号的解读，将我们的体重锚点移向了更重的位置。这就是为什么当我们试图通过限制卡路里来减重时，长期来看是行不通的。你或许觉得自己在几周的节食斗争中取得了胜利，但最终体重会反弹。

要成功减重并保持下去，就得聪明些，要明白这些食品对体重调节系统的影响，并通过养成更好的习惯来避免这些食品。这意味着要戒掉加工食品，减少摄入碳水化合物，例如减小食量，饥饿得到满足后就停止进食（而不是吃到饱），在两餐之间及睡前不吃零食。

这不仅关系到我们的体重，也关系到我们的健康。超加工食品含有大量人造化学添加剂（防腐剂、着色剂和调味剂），现已证明这些添加剂会升高严重过敏、慢性炎症和退行性疾病（如哮喘、关节炎、炎症性肠道疾病和阿尔茨海默病）的风险。

由于食用了过多的加工食品，我们失去了天然食物中所含的有益健康的抗炎和抗氧化（抗衰老）物质。由于这些天然的植物药物的摄入量较少，我们患炎症性疾病的风险会进一步升高。

但是，戒掉加工食品和糖这件事说起来容易做起来难。加工食品经过科学设计，外观精美，味道诱人。它们能刺激我们的奖赏回路，进而让我们产生愉悦感。它们经过专门的设计和营销，我们很容易对其上瘾。这正是食品公司所期望的，这能推动销售，提高利润。不良的饮食习惯很容易在我们脆弱的大脑中扎根，而要改变这些习惯却很难。

那么我们该如何改变呢？我们应当确信自己已经在改变了。日复一日，分分秒秒，我们每个人都在不断地改变着自己的身份。每当我们学到或体验到新的事物，都会改变我们对世界的看法，以及我们对世界的反应方式。通过学习和理解加工食品的危害性，以及新鲜食物对我们的健康的益处，我们就会改变。我们可能不会再想吃这些食品，我们理解了那些会提醒我们这些食品有多好的冲动和欲望。

读完这本书后，你对周围饮食环境的看法很可能会发生改变。你现在已经了解了体重增加和减轻的机制，因为你的体重锚点随着你的饮食和周围环境而上下浮动。现在的你与开始读这本书时的你已经有所不同。我希望你能了解加工食品导致体重和患病风险增加,并认识到天然食物对健康的益处,从而注意到自己的饮食喜好正在发生变化。这种身份改变是第一步,也是最重要的一步。你必须首先从内心感受到这种变化——当你像一个更健康的人那样行动和思考时,在接下来的几周和几个月里,你的身体也会跟上,呈现出新的面貌。这种心态的转变会赋予你力量。

习惯在我们的日常生活中起着关键的作用——它们在我们的日常行动中占比为45%,并且是在不知不觉中进行的,我们甚至没有意识到自己做了相关决定。研究人员越来越了解习惯对人们生活的影响,幸运的是,习惯改变的科学也在不断进步。我们可以利用科学进步来帮助我们养成好习惯,有益于我们的健康和生活质量。

习惯改变的科学告诉我们如何识别坏习惯,然后用好习惯取而代之。这可以通过改变环境,识别并消除引发坏习惯的触发因素,以及让养成坏习惯的行动变得困难来实现。我们还可以引入其他提醒我们养成更健康习惯的触发因素,让养成好习惯变得容易。通过不断重复,这些好习惯将成为我们自身不可或缺的一部分,成为我们不需要思考或意志力就能自动完成的事情。

影响体重和健康的不只是改变饮食习惯,环境中的其他方面也能改变大脑设定的体重锚点。

- 降低皮质醇水平。这种压力激素会导致胰岛素水平升高,进而导致体重增加(因为瘦素信号被阻断)。识别生活和工作中压力源并加以应对,能够降低皮质醇水平。我们的身体会做出反应，把体重锚点移回原处。

- 改善睡眠模式。褪黑素是一种在黄昏临近时释放的催眠激素。当大脑感知到光线减弱时，它会释放这种激素，让身体做好入睡准备。不幸的是，对我们许多人来说，这种天然的安眠药并没有在睡前及时释放。我们住在光线充足的房屋和公寓里，我们一直盯着屏幕直至深夜。褪黑素无法释放，因此我们的睡眠受到干扰。睡前一小时调暗灯光，关掉屏幕，我们就能重新激活释放褪黑素。然后安稳睡眠（至少7~9小时），从而降低皮质醇水平，使减重更容易。
- 运动。我们已经了解到，单靠消耗卡路里来减重需要进行高强度的运动，所以适度运动不是减重的万能药。我们每天需要在健身房运动1小时，再加上一些卡路里限制，才能克服我们的代谢适应能力——在必要时节省能量消耗的能力。运动对我们来说还是十分有益的。它有助于胰岛素信号传导并降低皮质醇水平。运动应该成为我们日常生活的一部分，成为我们乐在其中的事情。结合健康的饮食调整和减压，它将有助于减重。

减压、健康睡眠和有规律的运动对于减重和健康都是很重要的，但如果不改变饮食，它们的效果就微乎其微。我们吃的食物会成为我们身体的一部分。提高饮食质量是我们未来健康最重要的方面。厨房空间准备得当，里面有合适的餐具，储藏室里装满香料、药草和其他食材，冰箱里还有大量新鲜的食物，这一切会让改变更加容易。一旦你设计好了食谱，接下来只需要在享受营养健康的食物的同时，不断提升你的烹饪技巧。

在本书的最后一章，我将把一些美食创意分享给你、你的家人和你的朋友。

祝你拥有好胃口！

第12章
全球厨房

CHAPTER 12
Global Kitchen

"我到32岁时才开始下厨,在那之前,我只会吃。"

——朱莉娅·蔡尔德(Julia Child)

赞比亚卢萨卡,1987年9月

Lusaka, Zambia, September 1987

21岁,我从医学院休学一年,到非洲赞比亚一家偏远地区的医院做志愿者。那一年我过得十分充实;由于医务人员短缺,所以我既担任医生又担任助产士。我接生了许多婴儿,也曾穿过鳄鱼出没的水域为病人提供紧急救治,筹备疫苗接种诊所,甚至在一名患者大出血时,先献血,然后马上协助手术止血(当时感觉头晕目眩)。

抵达赞比亚首都卢萨卡的那天,我游览了这座喧闹潮湿的城市。傍晚时分,我正在寻找我的旅店,饥肠辘辘地,这时我看到一个女人在露天炉灶上做饭。她正在煎洋葱、大蒜、辣椒和一种看起来像是长长的绿叶蔬菜的食材。那香气令人垂涎欲滴。和世界上大多数贫困地区一样,这里的人们非常慷慨,她察觉到我的饥饿,便盛了一盘菜让我尝尝。味道好极了——辛辣,咸香,带着青柠汁的微微酸味。盘子里绿色的食材很有嚼劲,还带着一股蛋白质的味道。我想学做这道菜,它令人上瘾,而且肯定很有营养。"这是什么?"我问那个绿色的食材……

她笑了。"这是毛毛虫,现在正是毛毛虫的季节。"赞比亚的毛毛虫季节很短。卖家把一块布铺在地上,然后把很多很多的干毛毛虫排成一行,供买家挑选。第二天我就要走了,所以再也没有机会品尝辛辣毛毛虫了。我想,如果当时我知道这道菜里有什么,我肯定会犹豫不决,说不定也不会体验到那种异国风味了。我的文化背景和对食物的先入为主的观念会让我打消尝试的念头。

西方饮食规范有时会成为我们改变饮食习惯和饮食方式(进而改变我们的生活方式)的障碍。例如,许多非西方文化并没有像我们这样区分"早餐食物"。他们早上吃的食物和一天中其他时候吃的食物是一样的。这往往比我们传统的西式早餐更有营养,碳水化合物含量也更少。

在本书的最后一章,我列出了一些食谱建议供你参考。它们旨在为你提供营养,有助于减轻体内炎症,改善自然代谢途径。其中推荐的食物将开始塑造全新的你。你体内的 ω-6 脂肪酸会恢复到正常水平,不再出现炎症或肿胀,也不会因囤积脂肪而变得迟缓。你体内组织中促炎和抗炎性ω脂肪酸将恢复到健康比例，帮助胰岛素正常工作，并释放减重激素瘦素，让大脑感知到。如果体重是困扰你的问题，减重会自然而然地实现；如果炎症是困扰你的问题，炎症也会自然消退。避免过度摄入糖和精制碳水化合物也会降低你的胰岛素水平，释放更多的瘦素。那些高甜度的加工食品和碳酸饮料中的果糖将不再向你发出体重增加的信号。

关于身体变化的说明。身体并不会在摄入营养后立刻发生变化。想要身体发生变化，可能需要用长达一年的时间来摄取适合你的食物，因为ω脂肪酸的消化吸收和代谢排泄需要一定的时间。然而，一旦你的身体转变为全新的状态，这种改变将是终身的。其效果确实强大。你会感觉精力充沛（100%的能量）。你的代谢会加快，免疫系统会增强，大脑也会更加清晰。你会自然而然地变得更苗条、更健康、更强壮……正因为如此，你会对自己更加满意。

在接下来的部分中，我会提供一些关于早餐（如果需要）、便携午餐、正餐和零食（如果需要）的指导。

世界上有很多天然健康的美食——太多了，无法在此一一列举，因此，我尽量从不同地区挑选了一些，包括美洲、非洲、中东、欧洲和亚洲。每道菜都是精心挑选的，不仅美味可口、易于制作，而且有助于营养均衡。让这些食谱成为你美食之旅的起点吧。

基于代谢学的营养建议★

- 从你的饮食中减少或剔除超加工食品和快餐。
- 烹饪时适量使用糖和精制碳水化合物（如小麦）。
- 减少ω-6脂肪酸的摄入量，完全剔除植物油▲，减少食用ω-6脂肪酸含量高的天然食物，如农场饲养的鸡肉、牛肉和猪肉。
- 增加富含ω-3脂肪酸的食物的摄入量，包括野生（非养殖）鱼类、草饲牛肉、羊肉和绿叶蔬菜。
- 不应避免天然来源的饱和脂肪。
- 烹饪时可随意用盐。◆
- 如果可能的话，尽量不要在两餐之间吃零食。
- 尝试使用小一点的餐盘。
- 如果可能的话，与家人和朋友一起享用美食。
- 如果你不会做饭，试着学学。

★ "代谢学"是我在我的第一本书中介绍的一个术语。它是我们对代谢的研究和理解，包括影响能量（卡路里）摄入和消耗的因素，以及能量消耗和能量储存（以脂肪的形式）。

▲ 葵花籽油、菜籽油、玉米油、棉籽油、芥花籽油、藏红花油、人造黄油、易于涂抹的假黄油、植物起酥油。

◆ 如果你没有高血压或其他相关疾病，烹饪时可以随意使用盐来调味。如果你不确定，请咨询医生。

早　餐

Breakfast

虽然有人认为早餐有助于早上集中注意力，但没有令人信服的理由来证明早餐是必不可少的。很多人早上根本就不太饿。我们的史前祖先也不会一醒来就开始进食。他们会根据饥饿感外出打猎或采集食物。我们的身体并没有进化到一早醒来就需要进食的程度。

我们知道，在一天中的特定时间段进食不仅能帮助我们稳定胰岛素，而且还能顺便把我们的体重控制住。从这个角度来看，早上延迟进食与晚上早早停止进食的效果是一样的。★

如果你早上不饿，我建议你起床后喝一杯加了新鲜柠檬汁的热水来唤醒你的身体。这会让你的代谢活跃起来，为新的一天做好准备。尽管没有科学试验证明早上喝热水加柠檬汁对身体有益，但很多人都这么做，而且他们觉得这是有帮助的。流行的东西往往是有用的，我觉得这种来自真实世界的证据比很多科学试验更有说服力。

如果你时间紧迫，但又想吃一顿简单且有营养的早餐，让新的一天有一个好的开始，不妨试试新鲜的全脂希腊酸奶，上面撒一些浆果，再根据个人口味加一点蜂蜜。如果你想吃一顿快速的

★ 白天限时进食，只在8小时或6小时内进食，其余时间只喝零卡路里的饮品（水、花草茶、黑咖啡），这是个值得尝试养成的好习惯。

阿拉伯早餐，可以试试红茶或咖啡，再搭配三颗枣。*这可以提供足够的能量，让你精力充沛地开启新的一天。

早餐尽量不要吃我们经常吃的食物。谷类、吐司和橙汁（或任何新鲜果汁）都会引起血糖波动，从而在接下来的一整天里都渴望甜食。避免这些食物。

如前所述，在世界上的许多地方，早餐吃的食物在一天中的其他时间也都可以吃。以健康长寿著称的日本人，通常早餐会吃煎三文鱼或烤三文鱼、糯米饭、泡菜、味噌汤和绿茶。在加勒比海的特立尼达和多巴哥，人们常准备的早餐是炸青豆，由长青豆和番茄制成，搭配车前草或扁面包——这是一顿美味且高蛋白的早餐。哥斯达黎加人早上吃豆饭，由大米和豆子混合制成，搭配酸奶油、牛油果和鸡蛋。这些食物既可以作为早餐，也可以在一天中的其他时间享用。

传统日式早餐

煎三文鱼、寿司饭、味噌汤和日本泡菜

对于煎三文鱼或烤三文鱼，先根据个人口味用盐调味。保留鱼皮，将带皮面朝下煎至金黄酥脆，然后翻面，将三文鱼煎至熟透。

按照包装上的水米比例和烹饪时间煮寿司饭。

提前做好味噌汤是可以接受的，因为现做可能会比较耗时。

制作日本泡菜时，将姜/萝卜/黄瓜/胡萝卜切成薄片，加入

★ 在长时间禁食后吃三颗枣是阿拉伯人的传统。据说这有助于减重和提升性欲。

适量白酒醋★、盐和糖调味。

将各食材分装于小碗中，佐以酱油调味。慢慢吃，细细品味食物的本味。

特立尼达早餐

青豆配炸车前草或自制扁面包

将2个李子番茄切碎放入大煎锅，再加入1个洋葱（切碎）和蒜末（7瓣蒜），煎至食材变软。加入一把长青豆和盐（2茶匙）。中火翻炒，盖上锅盖，焖10~15分钟。

当豆子开始干瘪、变色，汤汁全部蒸发或几乎蒸发殆尽时，豆子就做好了。

趁热或冷却至室温后食用，搭配自制的扁面包或油炸（或水煮）车前草。别忘了加点辣椒酱，唤醒身体！

哥斯达黎加早餐

豆饭——哥斯达黎加豆子和大米

哥斯达黎加是全世界饮食最健康的地区之一。它被收录在著名的《蓝色地带》一书中，该书分析了世界上人们普遍能健康活到90多岁的地区。哥斯达黎加传统早餐是豆饭，其西班牙语名字gallo pinto是"花斑公鸡"的意思——因为豆子和米饭混在一起，就像公鸡羽毛上的斑点。

★ 醋中的醋酸有助于降低白米饭引起的血糖峰值。

将切碎的洋葱（最好是白洋葱）和甜椒在橄榄油中炒几分钟，直至变软。加入蒜末（2瓣大蒜），再煮1分钟。加入2杯黑豆（连同部分豆汁）、3杯熟米饭和¼杯莎莎酱*（或辣酱油）。充分搅拌均匀，再煮3~4分钟。

盛盘后撒上切碎的芫荽。还可以搭配酸奶、新鲜番茄、牛油果片和炸蛋清一起食用。

便携午餐

Lunch on the Go

小贴士

- 上班时从家中带食物，然后存放在冰箱里。
- 晚上多做些饭菜，可以第二天当午餐吃。
- 提前准备餐食——烹制汤、炖菜、咖喱、烤蔬菜、辣味肉豆等，以节省下周准备饭菜的时间。
- 外出时，用保温袋装沙拉、三明治、酸奶等，或者用真空保温瓶装汤和炖菜。

沙拉

制作沙拉：

1. 选择瘦蛋白，例如烤（草饲）牛肉或羊肉、烤三文鱼、大

★ 莎莎酱是哥斯达黎加的特色酱料，有甜味、辛辣味和泥土味。在网上很容易买到。

虾、鱼罐头（浸泡在盐水或番茄汁中，而不是油中）、毛豆、农家干酪、羊乳酪、马苏里拉奶酪、鹰嘴豆或小扁豆。

2. 加入精心挑选的生的和/或熟的沙拉叶和蔬菜。尝试各种口感和口味，包括爽脆的蔬菜叶（菠菜、芝麻菜、生菜、切碎的卷心菜）、甜番茄、甜椒、甜玉米和胡萝卜碎、辣萝卜和辣椒、咸香的洋葱、奶油牛油果和冷却的熟蔬菜，如西蓝花、青豆、芦笋和香浓的烤南瓜。你甚至可以添加水果——试试苹果、梨、甜瓜、桃子或葡萄。

3. 加入全谷物或高纤维碳水化合物，例如糙米、藜麦（预制包也可以）、全麦意大利面、库斯库斯、新鲜的马铃薯或烤红薯。

4. 添加健康的调味汁。使用特级初榨橄榄油搭配柠檬汁或醋（分开存放，食用前摇匀，然后加入），加入芥末、药草、大蒜、辣椒、烟熏辣椒粉、酱油、味噌或姜等调味品。若要制作奶油状的调味汁，可使用酸奶或牛油果。

5. 加入其他食材。撒上一点芝麻、刺山柑花蕾、橄榄、石榴籽、泡菜或干果，为沙拉增添风味和额外的营养。

热　　食

多做些美味佳肴——上班时用真空保温瓶带去，只需加热。

- 自制汤（小扁豆、蔬菜、冬南瓜）
- 炖菜和砂锅菜——用瘦蛋白和大量蔬菜
- 辣味肉豆——使用瘦牛肉碎和豆子
- 杂烩

- 蔬菜煎蛋饼（使用蛋清）或无酥皮蛋挞
- 咖喱（菠菜、鹰嘴豆、炖小扁豆）

零 食

Snacks

便携零食

- 米糕——一种很棒的便携零食（顶部可以搭配牛油果、软奶酪、番茄等）
- 新鲜水果——新鲜浆果最好
- 生蔬菜碎搭配酸奶蘸料——可根据个人口味在酸奶中加入柠檬、盐、糖和新鲜药草
- 瘦肉片——草饲牛肉或羊肉
- 酸奶——尽可能选择高蛋白的希腊酸奶或冰岛脱脂酸奶
- 毛豆
- 孔泰奶酪块
- 无糖（加盐）自制爆米花（非微波制作的那种）
- 新鲜鱼肉酱（见下文的鲭鱼肉酱食谱）
- 鱼罐头（浸泡在盐水或番茄汁中，而不是油中）

鲭鱼肉酱

这是一种美味又营养丰富的午餐、开胃菜或零食。购买现成

的熏鲭鱼（约250克/包），去除鱼皮。将其与120克奶油芝士、少许洋葱碎（按需添加）、1茶匙辣根酱、适量柠檬皮和柠檬汁，以及一些欧芹或芫荽叶一起放入搅拌机中。搅拌成肉酱，然后倒入小碗中。

配上自制的扁面包（见下文）和黄瓜碎。做两份。

无麸质扁面包

这款无麸质扁面包是我的朋友法比娅娜的创意之作，她曾接受过蓝带厨艺学院的专业培训，是无麸质蛋糕厨师。这款扁面包口感佳，味道好，如果一次做很多的话，还可以冷冻起来。

向1.2升温水（约40℃）中加入½茶匙干酵母和1茶匙糖。用锡纸覆盖，直至酵母和糖溶解（3分钟）。取木薯粉150克、米粉100克、燕麦粉100克、黄原胶1茶匙、盐1茶匙，加入3个鸡蛋的蛋清和20毫升特级初榨橄榄油。

加入酵母水，揉成面团，分成4～5个小面团。把每个小面团擀成薄饼状，在非常热的平底锅或不粘锅上煎至两面金黄（不需要油）。

泡　菜

泡菜是许多菜肴的绝佳配菜。它们具有酸味，与菜肴中的其他味道形成对比。自制泡菜很容易，1小时左右就能做好，放在冰箱里能保存2个月。在日本，家里常备多种自制泡菜。别忘了醋酸在抑制碳水化合物引起血糖激增方面具有出色的作用。

将小黄瓜/胡萝卜/洋葱/卷心菜/萝卜/生姜切成片（注意，蔬菜越密实或越硬，就要切得越薄，因为腌渍时间会更长），然后放入消过毒的罐子中（可根据个人口味加入墨西哥辣椒或蒜瓣）。将2份醋（米醋或酒醋更好）与1份水、¼份糖和⅛份盐混合，加入芫荽籽、芥末籽和胡椒粒。煮沸后，记得尝一尝。如果调味汁的味道不错（酸、甜、咸俱全），泡菜就会很好吃。将调味汁倒入罐中密封即可。

晚间零食

生蔬菜拼盘

很多人晚上都有吃零食的习惯，而且吃的往往并不是那些健康的食物。我的朋友萨梅尔解决这个问题的办法不是立即戒掉这个习惯，而是用健康的零食来替代不健康的零食。生蔬菜其实非常好吃，而且卡路里很低，还富含对健康有益的植物化学物。一个精心准备的蔬菜拼盘应该是色彩搭配得当的。

在一块大的木制砧板上摆放一些切好的生蔬菜，例如樱桃番茄、芹菜、切得细细的卷心菜（紫甘蓝或白卷心菜）、黄瓜、胡萝卜、蜜豆或小（或整个）甜椒。根据个人口味撒上盐和胡椒粉，还可以搭配自制的牧场沙拉酱一起享用。

制作牧场沙拉酱时，将全脂酸奶（1杯）与第戎芥末（1茶匙）、脱脂牛奶（⅓杯）、细香葱、盐、胡椒粉、洋葱粉、大蒜粉和干欧芹混合均匀。将做好的牧场沙拉酱倒入切成两半并挖空的甜椒中。

正　餐
Meals

中　东

肉丸配药草斯佩耳特小麦

这些受中东风味启发的肉丸中使用了一种带有泥土味和柑橘味的香料——漆树粉调味，然后放入烤箱烘烤，方便快捷，搭配超级谷物斯佩耳特小麦食用。肉丸上撒有薄荷、葱和番茄，再配上浓稠的希腊酸奶，这道菜处处都隐藏着令人惊喜的味道。

预热烤箱。在锅中煮斯佩耳特小麦（120克或半杯）15~20分钟。取一把蔓越莓干和一瓣大蒜。把它们与半包（250克）草饲牛肉末或羊肉末、漆树粉（1茶匙）、面包屑（30克）和胡椒粉拌匀。将其分成饺子大小的丸状（或香肠形状），放入烤箱中烤12~15分钟。

将一个熟透的番茄切成丁，再把一把薄荷和少许大葱切碎。加到沥干的斯佩耳特小麦里，拌入少许橄榄油、盐和胡椒粉。这就是药草斯佩耳特小麦。

将橄榄油、盐和胡椒粉与三分之一大罐酸奶混合均匀。

将肉丸放在药草斯佩耳特小麦上，再淋上酸奶。

黎巴嫩

小麦碎抓饭

这是一道简单又美味的小麦碎食谱★,小麦碎是一种健康的米饭替代品,它的蛋白质含量更高,富含多种维生素、矿物质和有益健康的植物化学物。这道菜可以根据个人口味进行调整,例如将主要食材鹰嘴豆换成豌豆、西葫芦、青豆等。它可以搭配肉类或鱼类,再配上沙拉和酸奶食用,也可以单独食用——只需加一点橄榄油,在上面挤一些柠檬汁,撒上欧芹叶即可。可以在第二天上班时带去当作午餐,甚至早餐。

用橄榄油将洋葱小火煎至微黄。加入2~3个切丁的熟番茄、1个青椒和番茄酱,翻炒至青椒变软,番茄酱散发出香味(用时3~4分钟)。

加入2杯小麦碎、新鲜的孜然、盐和黑胡椒,搅拌至小麦碎完全裹上佐料。

加入一杯鹰嘴豆(或切成段的青豆或西葫芦片)。起锅,加入3杯温水(或高汤),盖上盖子,静置10分钟。搅拌均匀使其蓬松,然后装饰即可。

上菜小贴士:用一个圆形小碗盛满抓饭,把餐盘倒扣在碗上,然后一起翻转过来,这样餐盘就正过来了。拿掉碗,就能得

★ 因为小麦碎是整粒小麦,所以它没有任何营养成分流失——含有胚芽、胚乳和麸皮。这使得其蛋白质、维生素和矿物质含量高于普通白小麦粉,后者仅含有胚乳,营养价值极低。

到一个完整的圆顶形抓饭（这种上菜方式也可用于米饭），还可以用欧芹、柠檬和橄榄油加以装饰。

俄罗斯/意大利

蘑菇荞麦烩饭

荞麦*在东欧是一种健康的主食，尤其在俄罗斯——那里的肥胖或西方常见疾病并不是那么高发。这道菜融合了荞麦的美味和健康功效，以及意大利烩饭的烹饪传统。请注意，这道菜所需的搅拌时间比传统的意大利米饭烩饭少得多，而且烹饪速度更快。

锅中倒入2汤匙橄榄油，将切碎的大葱炒至变软。加入1杯切碎的蘑菇，炒至完全焦糖化。加入一块黄油，然后倒入½杯粗烤荞麦，搅拌至均匀裹满油，加入1½杯蔬菜高汤，煮沸。加入⅓杯磨碎的帕尔马干酪，煮至浓稠。用欧芹或葱花装饰。

土耳其

沙拉打斯（牧羊人沙拉）

这种典型的中东沙拉起源于土耳其，但在希腊和高加索地区也很受欢迎，尤其是在夏季，那时的新鲜食材十分丰富。土耳其的牧羊人会带着番茄、黄瓜和洋葱到牧场，做沙拉来充饥。

黄瓜，去皮、去籽、切丁；3~4个番茄，切丁；红甜椒，切

★ 尽管名字叫荞麦，但它和小麦毫无关系。它是与大黄同科的一种植物的果实种子，因此不含麸质。它富含蛋白质、纤维和必需矿物质。它有一种令人愉悦的、淡淡的坚果味。

丁；3~4个萝卜，切小丁；2个大葱，切薄片；一大把欧芹，卷紧后切碎；加3茶匙橄榄油、1个柠檬挤出的汁、1茶匙盐、½茶匙胡椒粉（按照个人口味添加）。

摩洛哥

摩洛哥烤茄子

将茄子（紫茄）的两头切掉，纵向剥皮成斑马图案，然后切成2.5厘米厚的片。将切好的茄子片排成行放在铺有烘焙纸的烤盘上，撒上盐和胡椒粉，淋上一层橄榄油，高温烘烤，15分钟后翻面。

在一个碗中，将切碎的欧芹、芫荽和莳萝，一些切成丁的莳萝泡菜（小黄瓜泡菜）和一个红辣椒，2瓣切成薄片的大蒜，适量盐和胡椒粉，一小撮红糖、孜然粉、特级初榨橄榄油和白酒醋混合均匀。

静置15分钟腌渍。

把烤好的茄子放在一个大盘子里，上面盖上拌好的沙拉，放入冰箱中冷藏1个小时。

索马里

羊肉马拉克

马拉克是一种美味的肉汤，传统上在索马里兰和也门制作。将肉煮熟需要一些时间，但实际准备工作很快——所有食材都放进锅里,只需要确保汤汁不会干掉即可。它营养非常丰富。请让肉铺把带骨的羊肉切成丁。

将切成丁的羊肩肉(带骨)、切碎的洋葱(1~2个)、白卷心菜、胡萝卜、大葱、青椒或红椒、蒜末(3瓣)、新鲜香料(½茶匙孜然、黑胡椒和姜黄,少许豆蔻荚和丁香,适量月桂叶和盐)以及新鲜辣椒(按需添加)放入锅中,倒入水直至没过食材。

煮沸后调小火。要经常查看以防烧干,并用勺子撇去表面浮起的泡沫。羊肉快熟时(1~2小时),加入切成大块的马铃薯和1茶匙新鲜碾碎的芫荽籽。再煮30分钟。

凉10分钟后食用。可单独食用,也可配上面包或沙拉。

法 国

柠檬黄油鱼

这是一道经典的用鱼制作的法国菜,搭配柠檬黄油酱。

制作柠檬黄油酱时,要先将薄葱片和拇指大小的姜片炒香。待洋葱焦糖化后,倒入半杯白葡萄酒,收汁。按照个人口味加入盐和胡椒粉,挤入半个柠檬的汁,加一杯稀奶油。在一个杯子中,将1茶匙玉米淀粉溶于水中,再倒入酱汁。加入一小块黄油,直到酱汁浓稠。用搅拌器搅拌,充分释放葱和姜的香味。

可以使用任何类型的海鱼。将鱼提前用盐腌一会儿,然后涂上一层薄薄的橄榄油,再涂上一层面粉和辣椒粉的混合物。用少量橄榄油和黄油煎鱼,直到熟透。搭配柠檬黄油酱,用莳萝和柠檬片装饰。

印 度

杂蔬干炒奶豆腐（或肉）配豆蔻米饭和黄瓜酸奶酱

将炒制焦糖化的洋葱和青椒融入浓郁的番茄酱中，搭配煎至金黄的奶豆腐，佐以黄油豆蔻米饭和黄瓜酸奶酱。奶豆腐中的 ω-3 和 ω-6 脂肪酸比例健康，对代谢产生巨大影响，甚至在辣椒发挥作用之前！你也可以将草饲牛肉或羊肉代替奶豆腐。

制作杂菜时，将200克奶豆腐（或肉）放入橄榄油中煎4~5分钟，直到酥脆，呈金黄色。锅内放入薄洋葱片、1茶匙盐和2茶匙糖，煎至焦糖化。加入绿色的甜椒片，炒至变软。加入切碎的生姜、蒜瓣（2或3个）、辣椒粉（或½茶匙辣椒片）和1汤匙咖喱粉，炒至蔬菜裹上咖喱粉。加入30~40克番茄酱、2片番茄片和300毫升热水。加入奶豆腐，煮至酱汁浓稠，新鲜番茄变软。

将6个豆蔻荚（用刀背）碾碎，放入平底锅中，加入橄榄油和一大块黄油，用小火煎炒。加入印度香米（120克），搅拌使米粒裹上黄油。加入300毫升冷水，煮沸。待沸水表面达到米饭顶部时，调小火，盖上锅盖，无须再管，只要等待菜做好。

按照个人口味把切好的黄瓜丁、一把切碎的新鲜芫荽、柠檬汁、全脂希腊酸奶、盐和糖混合在一起，黄瓜酸奶酱就做好了。

秘 鲁

牛排、藜麦配酸奶

这道菜富含蛋白质和纤维，有益健康，是忙碌一天后的完美选择。这款美味的奇米丘里辣酱酸奶（含有欧芹、芫荽、辣椒、大蒜和柠檬）搭配富含蛋白质的牛排、藜麦和新鲜蔬菜十分美味。

将70克藜麦放入水中煮沸，然后调小火煮18~20分钟，直到水被藜麦完全吸收。

从冰箱里取出2块牛臀肉或菲力牛排，两面都撒上盐。用纸巾把牛排擦干，然后涂上橄榄油和孜然粉。预热煎锅，放入牛排煎制（无须再加油，因为牛排上已经涂抹了油）——每面煎2分钟，为三分熟；煎3~4分钟，为七分熟。把牛排放在砧板。将红甜椒切成条状，煎至变软。上菜前，把牛排切成条。

制作番茄莎莎酱时，将切成四分之一大小的樱桃番茄（125克）与薄葱片混合，并按照个人口味加入½汤匙的橄榄油和盐调味。

制作奇米丘里辣酱酸奶时，将一把新鲜的芫荽和欧芹、一个蒜瓣和一个红辣椒（去籽）切成细丝，然后用杵和臼（加入少量水）碾成糊状。将混合物加入80克全脂希腊酸奶中，再挤入新鲜柠檬汁，搅拌均匀。

去掉牛油果的果皮和果核，切成片。

将牛排、番茄莎莎酱、酸奶和牛油果放在一层藜麦上，再用一小块柠檬装饰。

美　国

英格兰鱼浓汤

"浓汤"一词源于法语的chaudière——一种用来炖菜和煮汤

的大锅。这道菜的做法简单且易于调整。食材可根据现有的蔬菜调整。

在平底锅中,将切碎的洋葱和(2~3个)胡萝卜加入黄油中炒至变软(也可以加入几片烟熏培根,增添咸鲜味)。加入3个马铃薯(切成大块)、甜玉米(冷冻或罐装)、一杯鱼汤、一片月桂叶、盐、胡椒粉和辣椒粉。在锅里加水,刚好没过马铃薯。煮沸后,用小火慢炖15分钟。调小火,直到汤汁不再沸腾,然后加入一杯淡奶油(或牛奶),搅拌直到汤变浓稠为止。加入2片鳕鱼片,煮到熟透,通常需要5分钟左右(任何白肉海鱼都可以,还可以加入蛤蜊和贝类)。煮熟后,加入一把切碎的欧芹,搅拌均匀,即可食用。

中　国

河　粉

这道菜美味、饱腹且营养丰富,只需15分钟就能做好。河粉是扁平的,也比较厚。购买新鲜的而不是干制的河粉,味道会更地道。

在炒锅中,将切碎的洋葱和甜椒放入橄榄油中炒3~4分钟,直至变软。按照个人口味加入适量切碎的生姜和大蒜。加入白菜,搅拌均匀。把蔬菜推到炒锅的一侧,在另一侧煎3个蛋清。煎好后,将蛋清和蔬菜混合,加入新鲜的河粉,淋上一些芝麻油、米醋、鱼露、酱油和少量的水,用大火炒至河粉熟透。

撒芝麻和葱花装饰食用。

BONUS CHAPTER

附赠章节

第13章
减肥药物的起起落落
（以及再次兴起）
——如何通过GLP-1药物改变不健康的习惯与成瘾行为

CHAPTER 13
The Ups and Downs (and Ups Again) of Weight-Loss Drugs How to Use GLP-1 Drugs to Change Unhealthy Habits and Addictions

伦敦哈利街减肥诊所，2023年1月

Harley Street Weight-Loss Clinic, London, January 2023

斯科特多年来一直与体重问题做斗争。当他第一次在哈利街的私人诊所向我咨询时，他几近恐慌状态。他是一位40多岁的美国男性，虽然超重但体态尚可。他解释说过去曾严重肥胖，并让我看了他手机里一张模糊的照片——照片中他穿着短裤和夏威夷衬衫，他当时的体重应该有130千克。斯科特极度恐惧自己会再次变成那个样子。

他说，他现在食欲极度旺盛。多年来，他一直被这种饥饿感困扰，他清楚，如果自己的"意志力"垮掉，他的体重就会猛增。他经营着一家信息技术公司，工作时需要长时间精力集中，

但饥饿感常常干扰他的注意力,导致工作效率低下。他的解决办法是,早上做大量运动。他会在去办公室之前,先在健身房进行一个小时的高强度训练,而这些训练就是他维持现状的策略。健身之后,他就能适量进食,而不必担心体重增加,同时饥饿感得到缓解,工作效率也会提高。通过这种方法,他成功保持了两年的体重稳定。

但他即将面临一个问题:妻子怀孕了,第一个孩子一个月后就要出生。他知道孩子出生后,他需要帮助妻子。他担心自己不能去健身房,晚上睡不好觉,以及生活压力增加。他了解自己,知道在这种情况下,不受控制的饥饿感会占上风,他会迅速变回照片中的那个胖胖的样子。

他是个爱思考的人,读过我写的书,所以他明白自己的体重是由大脑潜意识部分控制的。他知道食欲和新陈代谢是影响体重平衡的关键因素。最近,他在网上搜索了一类新型减肥药——胰高血糖素样肽-1(GLP-1)受体激动剂★,比如Ozempic和Mounjaro,并得出结论,这类药物或许能解决他即将面临的问题。

我向他解释说,这类药物是一种天然激素的类似物或复制品。当肠道感知到食物时,会将这种天然激素释放到血液中(通常发生在开始进食后15~30分钟,这是向大脑发出"停止进食"的自然信号)。如果肠道没有向大脑发送这个信号,我们就永远

★ GLP代表胰高血糖素样肽,一种在餐后由小肠释放的激素。激动剂是一种模仿激素作用的药物。

不知道何时该停止进食。

GLP-1随血液循环到达大脑中的体重控制中枢（下丘脑），我们开始体验到饱腹感——这种饱腹不是物理性填满所带来的不适感，而是源自大脑的感觉。GLP-1能让你产生类似吃完一顿丰盛晚宴两小时后的感觉，你不想再吃任何东西——食物对你毫无吸引力。

尽管GLP-1直到20世纪80年代中期才被发现，但我们的父辈对这种饱腹感并不陌生。有一个民间流传的控制体重的小窍门，建议在饭前15分钟吃一个苹果，这是有科学依据的。饭前吃苹果，苹果中的膳食纤维会刺激肠道释放GLP-1，这意味着你的食欲会下降，从而自然地减少进食量。

对糖尿病的影响

Effect on Diabetes

我告诉斯科特，除了降低食欲外，这些药物对胰岛素也有显著影响。它们的作用是提高胰岛素的效率，这意味着所需的胰岛素量会减少。正如我们在书中所学的，过多的胰岛素可以通过干扰我们天然的"减肥激素"——瘦素，导致体重增加。当体内储存过多脂肪时，我们血液循环中瘦素水平会升高。在正常情况下，大脑会将这些高瘦素水平视为"油箱满了"的信号，从而降低食欲并加速新陈代谢——这自然地控制了我们的体重。然而，当我们体内的胰岛素过多（通常是因为高糖/精制碳水化合物饮食和过食零食）时，它会阻断瘦素信号，大脑认为油箱是空的，从而增加食欲，减慢新陈代谢，我们就会发胖。当GLP-1在血液循环中存在时，所需的胰岛素量减少，因为它可以更高效地工作，瘦素信号阻断解除，我们的体重自然控制过程得以恢复。因此，GLP-1药物不仅通过限制食欲导致体重减轻，还因其对胰岛素的有益影响而发挥作用。★

早期版本的GLP-1药物曾用于治疗2型糖尿病——由于其对胰岛素和食欲的影响，许多超重和肥胖患者服用GLP-1药物后轻松减重。制药公司意识到这一副作用在减肥市场中极具盈利潜力，于是改进并推出了专门用于治疗肥胖的新版本药物。这些药物有多种不同的名称，包括Ozempic或Wegovy（司美格鲁肽），以及最近的Mounjaro（替西帕肽）。▲它们通常每周通过皮下注射给药一次。

最近来自超过41000名使用这些药物的美国人的实际数据◆显示，服用司美格鲁肽的人在6个月和12个月的时间里总减重率分别约为6%和8%，而服用替西帕肽的人在以上时间里总减重率分别约为10%和15%。有趣的是，非2型糖尿病患者的减重效果显著高于2型糖尿病患者（见图24）。

★　纠正性减肥手术，如胃旁路术后，肠道会过度分泌天然GLP-1。这是手术后人们减重和糖尿病患者病情缓解的主要原因之一。

▲　除了GLP-1，Mounjaro还包含一种肠道激素GIP（抑胃肽），这是一种由肠道在食物刺激下自然分泌的激素。它能减少胃酸分泌量，同时改善胰岛素功能。

◆　P. J. Rodriguez et al., 'Semaglutide vs Tirzepatide for Weight Loss in Adults with Overweight or Obesity', JAMA Internal Medicine, 8 July 2024.

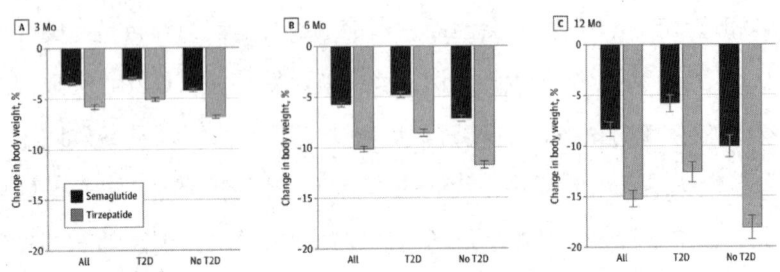

图24 使用司美格鲁肽（Ozempic）治疗和使用替西帕肽（Mounjaro）治疗的所有患者、T2D（2型糖尿病患者）、非T2D（非2型糖尿病患者）在3个月、6个月、12个月后的体重变化

我向斯科特解释说，这些药物通常耐受性良好，我需要给他找到正确的剂量。我们必须逐月缓慢增加剂量，直到他的食欲得到抑制。我告诉他，大多数人在正确的剂量下每天只需要吃一两顿小餐，而且不会有通常与减肥相关的反弹饥饿感。如果他仍然感到饥饿，说明剂量太低；如果他感到强烈的恶心，就像晕船一样，说明剂量太高。我让他想象一场减肥拉锯战，节食和健身团队向一边拉（试图减轻体重），而新陈代谢下降和饥饿激素升高的团队则往反向拉（试图恢复体重）。如果体重恢复团队失去了饥饿激素升高的拉力，体重减轻团队在减肥之战就很容易获胜——这就是药物的作用原理。

斯科特同意接受这种治疗，逐渐增加剂量。他接过处方，和我握手时看起来如释重负。

3个月后，他来找我做复查。他感激地微笑着，放松地坐在那张大大的诊疗椅上。他明显瘦了一些，而且有生以来第一次达到了正常的BMI。他看起来很苗条。他回忆起女儿出生时的喜悦，以及随之而来的不眠之夜。现在他只能在周末去健身房，但即便如此，他也能一整天没有极度饥饿感。他愿意使用药物让他与体重做斗争变得更容易。我们达成一致，继续这种治疗6个月。

不幸的是，2023年春天市场出现了GLP-1药物短缺的情况。由于人们减肥需求激增，糖尿病患者获取该药物变得越来越困难。英国卫生部（DoH）发布了一则通告，解释了这一药物短缺情况，并指示英国所有减肥诊所只能为糖尿病患者开具该药物。我们给大约20名使用该药物减肥的患者发了邮件，告知他们我们不能再开具处方了。我的助理娜塔莉度过了艰难的一周，她努力应对那些非常焦虑的患者，他们喜欢这种药物的效果，害怕没有它们会无法正常生活。其中就包括斯科特，他以心理健康为由恳求我们给他开处方。

4个月后，随着制药公司加大生产力度，药物供应量增加。卫生部通知我们，可以重新开始开具减肥处方了。很快，斯科特就来到我的诊所。在这4个月期间，他的外貌变化令人震惊，他体重增加了约30千克，现在达到了110千克。他正逐渐恢复到以前的体重。他描述说，食欲又回来了，而且非常旺盛，他无法去健身房，整天都在吃零食。

工作时间有助于他集中注意力。随着食欲的恢复，体重恢复团队赢得了这场战斗。

停药后的体重反弹

Weight Regain after Stopping Weight-Loss Drugs

许多其他患者在停药后也报告了类似的问题。研究表明,快速体重反弹是停止GLP-1治疗的患者面临的真实问题。平均而言,人们在停药一年内会重新增加至少三分之二的体重。关于长期体重反弹的数据尚无,但我预计一个人的体重最终会稳定在治疗前的水平,甚至可能更高。

反弹的体重似乎更容易出现在腹部,脂肪会在腹腔器官周围堆积,形成明显的啤酒肚。这一区域的脂肪堆积已知会增加患糖尿病、高血压、高胆固醇和心脏病的风险。停用GLP-1药物并体重反弹后,体形会发生变化,而且会变得比开始治疗前更不健康。

为了防止体重反弹,制药公司建议治疗应终生持续。这是个问题:一旦开始用药,你就要依赖它来维持较低的体重。这对那些赚取巨额利润的制药公司来说是好事,但对每月支付约150英镑(约1500人民币)的消费者来说就不那么好了。此外,没有人知道这些药物的长期不良影响。

FDA在2005年批准了GLP-1药物的许可证,所以我们不可能知道用药20年或30年的效果。我们已经知道,许多长期服用这些药物的人会报告"硫黄味口气"(sulphur breath),这是一种由GLP-1药物引起的胃排空缓慢导致的令人不快的口臭。除了副作用,很难想象在没有食欲的情况下度过一生,完全被剥夺了食物带给我们的快乐。

所以，减肥奇迹似乎并没有最初看起来那么美好。用药成本、体重反弹、不愉快的副作用、需要终身治疗以及对长期健康风险的不确定性都是令人担忧的问题。

停药后体重反弹的问题在于，随着食欲的恢复，人们通常会重新恢复治疗前的饮食行为和生活方式。患者可能会做出短期努力来抵抗进食冲动，但正如数据所示，这通常是无效的。这些药物，像任何短期饮食一样，之所以失败，是因为人们不了解身体如何调节体重。人们只关注摄入的热量和消耗的热量，最终以失败告终。正如我们在书中所学，只有理解控制体重的信号，持续减重才有可能实现。这些信号包括压力水平、睡眠质量和食物种类。我们还了解到，大脑喜欢形成习惯来控制我们的生活方式，而这些习惯往往难以改变。

快速减肥，且效果持久
Fast Weight Loss that Lasts

这本书中关于持久减肥的建议是，你应该以缓慢的重置为目标，当然很多人想要快速见效，但一个深刻的教训是，快速减肥和持久减肥往往难以兼得。我的经验是，饮食干预越极端，减肥速度越快，持续下去的可能性越小，体重反弹的速度也会越快。将GLP-1药物与本书中的建议相结合，可能成为一种长期的解决方案。药物能带来相对较快的减肥效果，如果付诸实践本书中的建议，则会获得持久的体重重置。二者结合可以防止我们在停药后看到的体重反弹，这意味着药物不必长期服用。这不仅免去了患者的经济负担，还避免了不愉快的副作用，以及使用这些药物对健康长期影响的不确定性。

明智地使用这些新的 GLP-1 药物，我们可以将其作为工具——不仅用于减肥，更重要的是促进我们饮食模式、习惯和生活方式的改变，这是实现持久体重重置的关键。人们放弃糖或加工食品并不容易，停止无意识的晚间进食习惯或在压力下暴饮暴食也不容易，但 GLP-1 药物可以使这些"不容易"在短期内更容易实现。通过抑制食欲，对享乐和不健康食物的渴望更容易被抵制。这些药物应该以这种方式使用来促进这样的改变。如果健康的饮食行为持续数月，它们就会成为你大脑中的习惯。旧的不健康习惯开始变得遥远。你的自然体重调节系统——瘦素系统，将再次发挥作用，你会形成更健康、持久的习惯，这使体重反弹变得更加不容易。

如何使用 GLP-1 药物进行永久的体重重置
How to Use GLP-1 Drugs for a Permanent Weight Reset

治疗持续时间
Duration of Treatment

我建议你用药整一年。这将给你足够的时间减掉至少 15% 的体重,并在接下来的几个月里稳定这个体重。12个月也能让你改变坏习惯,养成好习惯,并彻底改变你吃的和家中储存的食物种类。一旦饮食习惯在数月内得以确立,你的身体和新陈代谢就会与开始治疗时有所不同。你会重新激活自然体重调节系统,为停药做好准备。

剂量减少
Dose Reduction

临近年底,或许是在治疗的最后三到四个月,我会建议减少药物剂量。这样做会增加食欲,一旦这种情况发生,你将开始期待每顿饭,可能会吃得更多,但只要你继续避免那些会阻断瘦素信号的食物,就不会有明显的体重增加。你会逐渐变得更加自信,享受美食而不必担心体重反弹。

了解身体和大脑的工作原理对体重的影响
Understanding How Your Body and Mind Work to Affect Your Weight

使用GLP-1治疗的前几周,学会了解自己的体重设定点(你可以读一下前面的内容)。

你的体重设定点是指大脑希望你达到的体重。它由大脑从食物、睡眠模式和压力水平接收到的信号决定。改变这些信号可以将你的体重设定点下调。如果你在用药期间降低了体重设定点,一旦停药，你的体重会保持在新的更健康的设定点。因为大脑希望你达到这个新体重，所以你不会为了维持它而精心计算卡路里或过度与饥饿做斗争。

以下是一份你应该学习的主题清单（下面将对其中一些主题进行更详细的介绍）。

1. 大脑如何计算你的体重设定点。
2. 自然体重调节激素瘦素以及它如何被胰岛素阻断。
3. 为什么应该避免升高胰岛素水平的食物，如糖和精制碳水化合物。*
4. 升高胰岛素水平的进食行为类型，如吃零食。
5. 平衡 ω-3 和 ω-6 对帮助胰岛素功能的重要性。
6. 为什么应该避免食用含过多 ω-6 的食物，如植物油、快餐和加工食品。*
7. 为什么应该增加食用含健康 ω-3 的食物，如鱼和草饲肉类。*
8. 压力通过皮质醇导致体重增加的机制。
9. 如何控制压力而不求助于食物。
10. 健康睡眠在减肥中的重要性。
11. 如何在晚上增加褪黑素以帮助健康睡眠。
12. 如何使新陈代谢适应卡路里限制和运动水平，以保持你的体重设定点。

★ 这些信息可以在本书的附录中找到，其中包含了一个常见食物的血糖负荷和 ω-3、ω-6 含量的表格。

13. 大脑奖励通路为什么偏爱甜食和色彩鲜艳的食物。

14. 超加工食品的成分及其对健康的危害。

15. 大脑如何通过形成习惯来简化你的生活。

16. 如何把坏习惯变成好习惯。

17. 如何应对饥饿和渴望。

18. 应该避免哪些食物，而又应该拥抱哪些食物。

19. 如何规划你的厨房。

20. 基本烹饪技能。

一旦你完成了这些学习要点，你将掌握关键知识，发生积极的变化，并且对未来充满热情。你会开始了解不同食物对身体的影响以及它们如何影响你的代谢过程，你会逐渐对加工食品产生天然的反感，你会认识到自己的一些不良习惯，并开始将它们转变为更健康的生活方式。

解锁你的自然体重调节系统

Unlocking Your Natural Weight-Regulating System

瘦素反映了体内储存的脂肪量，它能帮助你保持健康的体重范围。对于肥胖者来说，胰岛素会阻断瘦素信号。如果平均胰岛素水平降低，信号阻断就会解除，即使停药，你也能轻松维持健康体重。食物、睡眠和压力都会影响胰岛素水平。

食　物
Food

重置你的血糖负荷

当碳水化合物被消耗时,它们会分解成葡萄糖。不同食物的葡萄糖含量称为血糖负荷。大多数西方人的饮食方式,其血糖负荷约为300克/天,这实在是太高了,会导致胰岛素水平升高。通过改变饮食方式,很容易达到血糖负荷少于100克/天。附录中的表格给出了常见食物的血糖负荷。

在开始GLP-1治疗之前,了解你的平均每日血糖负荷基线很有帮助。你可以通过日记记录每日食物摄入量来完成这一任务,或者使用食物追踪应用程序。一年后,一旦你改变了饮食习惯并停药,你的血糖负荷以及胰岛素水平应该会达到一个更健康的状态。

我建议你逐一改变饮食习惯。因为你正在用药,食欲下降,这些改变应该更容易实现,渴望也不会那么强烈。

30天挑战

每个改变都可以作为30天挑战的一部分。记得使用可见的衡量标准来跟踪你的进展,比如第160页所示示例。在每次挑战结束后给自己一个奖励。完成每次挑战后,尽量继续这种饮食方式。

连续三次30天挑战是:

1. 放弃含糖食物，有很多可用的应用程序，如Sugar Smart，可以帮助你识别这些食物。
2. 放弃超加工食品。
3. 餐间不吃零食。

一旦你开始在治疗结束后减少药物用量并开始摄取更多食物，请记住将你的血糖负荷保持在100克/天以下。

正在重置你的 ω 档案

饮食中 ω-6 与 ω-3 的比例会在人体内体现出来。大多数接触西方饮食的人，这个比例不健康，超过15∶1，偏向于不太健康的 ω-6。这会导致胰岛素信号传导和炎症问题，进而引发瘦素抵抗和自然体重调节功能失调。

在 GLP-1 治疗期间，改变你的 ω-3 和 ω-6 摄入量至关重要——减少 ω-6，增加 ω-3。随着饮食的变化，身体会逐渐适应新的、更健康的 ω 比例。你应该努力达到大约4∶1的 ω-6 与 ω-3 的比例。开始用药前，检查当前的比例很有帮助，之后可以每6个月监测一次进展（可以购买家用测试套装）。

最重要的饮食改变是识别并消除所有含有过多 ω-6 的食物。这些食物包括用植物油烹饪或含有植物油的食物。ω-6 可以在细胞壁上停留数月，因此饮食变化可能需要长达一年的时间才能在人体内体现出来，这可能会令人沮丧。我建议要有耐心。如果你能以健康的 ω 比例结束治疗，你的身体代谢会更加健康，胰岛素功能正常，炎症水平也会降低……你会成为一个不同的人，并且会注意到健康状况有了显著改善。

睡眠
Sleep

睡眠不足会导致一种名为"胃促生长素"的饥饿激素失调，这意味着你第二天会更饿。此外，它还会增加你的皮质醇水平，而皮质醇具有增加胰岛素的作用——正如我们上面所看到的，这会导致更饥饿。

每晚争取睡7~9个小时。褪黑素是一种天然的困倦激素，当环境光线减少时，大脑会分泌这种激素。你可以通过在预定就寝时间前一小时调暗灯光，利用褪黑素帮助入睡。这段时间内避免接触电脑、电视或智能手机的光线。在你接受GLP-1治疗的一年里，改变晚上的作息应该成为一个自然的习惯。

压力
Stress

压力和焦虑会增加你的皮质醇水平，从而导致胰岛素升高。虽然生活中不可避免地存在压力，但如果压力过大，就可能影响你的体重设定点。当出现这种情况时，试着找出压力的根源，然后制订一个减少压力的计划。

运动是缓解压力的好方法，它能降低皮质醇水平，使胰岛素水平恢复正常。

通过使用本书中描述的呼吸、冥想等技巧自然地放松下来，提高你应对压力情境的能力。你具有自然控制压力水平的能力，就意味着你不太可能发生情绪化进食的情况。

习　惯
Habits

我们在书中了解到，人类天生倾向于寻找甜美的、色彩鲜艳且热量丰富的食物。这些特质帮助我们的祖先生存并繁衍。然而，在当今的饮食环境中，这些偏好已成为我们的弱点。食品工业制造了加工食品，这些食品比天然食品更能给我们带来强烈的满足感。但这些食品中的成分会阻断我们的瘦素信号，导致接触这些食品的人群体重增加和健康状况恶化。我们形成了不健康的饮食习惯，对这些食品产生了强烈的依赖。这就是我们当前的困境，也是改变饮食行为、远离加工食品如此困难的原因。我们喜欢它们、渴望它们并不是我们的错，这是我们的天性。我们吃得越多，就越想吃，因此打破这个循环至关重要。

GLP-1 药物可以减少对加工食品和含糖食物的渴望，使戒断过程变得更加容易。明智地使用这些药物不仅是为了减肥，还可以作为改变行为的工具。我的许多患者报告说，在用药时，他们的成瘾问题更容易应对。他们表示不再渴望酒精，并且发现戒烟变得更加容易。

停止用药

Stopping the Drug

停用 GLP-1 药物后,你的食欲会增加。我们已经了解到,食欲是大脑用来引导你达到理想体重设定点的关键因素之一。

如果你遵循了本章推荐的饮食和行为改变建议,你的自然体重设定点将比开始用药时低得多。在你从药物性体重转变至自然体重过程中,可能会有轻微的反弹,同时你可能会注意到食欲增加,因为大脑会驱使你向这个方向发展。而一旦达到新的自然体重,你的食欲将会趋于稳定。长期来看,随着你的 ω 水平持续改善(这可能需要两年时间),并且代谢更加健康,你可能会进一步减轻体重。

我看到媒体上有很多关于 GLP-1 药物的争论,有些非常危言耸听。作为一名减肥领域的医生,我认为这种治疗方法对某些患者来说是一个有用的工具,而前提是按照我上面提到的方式使用这些药物:作为持续改变生活方式的一部分,同时考虑到大脑和身体是如何受现代饮食环境影响的。

Appendix
附录

常见食物的血糖负荷和 ω-3 与 ω-6 含量

食物	分量	烹饪	重量/g	血糖负荷	ω-6/mg	ω-3/mg
新鲜蔬菜和水果						
马铃薯，白色	1大个	烤	300	29	129	39
马铃薯，白色，去皮	1大个	煮	300	26	96	30
马铃薯泥配全脂牛奶	1杯	煮	210	16	81	35
红薯	2个，中等大小	烤	300	20	103	6
烤薯片	10片	烤	133	13	232	21
山药	1杯	煮	145	13	43	8
洋蓟，法国	1杯	煮	168	5	264	100
胡萝卜	1杯	煮	78	2	67	1
西蓝花	1大个	煮	280	8	143	333
菠菜	1杯	煮	180	2	30	166
花椰菜	1杯	煮	120	2	31	104
卷心菜，小白菜	1杯，切碎	煮	170	1	52	70
卷心菜，萨沃伊	1杯，切碎	煮	145	3	26	33

续表

食物	分量	烹饪	重量/g	血糖负荷	ω-6/mg	ω-3/mg
抱子甘蓝	1杯	煮	155	5	91	200
芦笋	1杯	煮	180	1	18	315
青豆	1杯	煮	125	4	70	111
豌豆	1杯	煮	160	9	30	131
芹菜	1大根	榨汁	64	1	50	0
番茄	1杯	榨汁	150	2	119	5
番茄,罐装	½罐	煮	200	6	108	5
黄瓜	½杯	生	52	1	14	2
甜菜根	2个,中等大小	煮	100	4	58	5
蘑菇,Portabello	1杯	烤	121	3	242	0
橙子	1个	生	140	4	43	15
橙汁	1杯	榨汁	250	9	124	34
苹果	1个,中等大小	生	180	5	78	16
苹果汁	1杯	榨汁	250	6	82	17
梨	1个	生	120	2	66	1
香蕉	1个,中等大小	生	120	10	54	31

续表

食物	分量	烹饪	重量/g	血糖负荷	ω-6/mg	ω-3/mg
葡萄	1杯	生	150	9	55	16
菠萝	1杯	罐装	181	8	41	30
肉						
牛肉,谷饲,绞碎	1份	未加工的	200	0	600	40
牛肉,草饲,绞碎	1份	未加工的	200	0	171	44
牛肉汉堡	1个肉饼	平底锅烤	82	0	270	56
烤牛肉	1份	烤	200	0	660	240
烤鸡肉	1份	烤	200	0	1380	140
羔羊	1片	烤	230	0	1631	1095
猪肉,火腿	1份	烤	200	0	1800	290
乳制品						
黄油	1茶匙		14	0	382	44
人造牛油	1茶匙		14	0	4357	42
切达奶酪	½杯,切丁		76	1	381	241
切达奶酪仿制品	½杯,切丁		112	7	295	162
布里奶酪	½杯,切丁		72	1	369	225

续表

食物	分量	烹饪	重量/g	血糖负荷	ω-6/mg	ω-3/mg
卡门培尔奶酪	½杯，切丁		123	1	553	336
牛奶						
全脂，3.25%	1杯		250	9	300	200
半脱脂，2%脂肪	1杯		250	9	111	71
脱脂	1杯		250	9	12	5
酸奶，低脂	1盒		125	12	12	7
酸奶，原味	1盒		113	4	73	30
蛋						
鸡蛋，鸡笼饲养	1大个	水煮	50	0	572	37
蛋黄	1大个	生	17	0	600	38
蛋清	1大个	生	33	0	0	0
鸡蛋，食用亚麻籽	1大个	生	50	0	948	224
鸡蛋，食用鱼油（ω-3鸡蛋）	1大个	生	50	0	624	229
油						
葵花籽油	1茶匙		14	0	3905	5
橄榄油	1茶匙		14	0	1318	140
菜籽油	1茶匙		14	0	3217	812
芝麻油	1茶匙		14	0	5576	40
鳕鱼肝油	1茶匙		14	0	126	2664
豆油	1茶匙		14	0	6807	917

续表

食物	分量	烹饪	重量/g	血糖负荷	ω-6/mg	ω-3/mg
猪油	1茶匙		14	0	1428	140
棕榈油	1茶匙		14	0	1228	27
鱼						
鳕鱼	1片	烤	180	0	10	310
黑线鳕	1片	烤	150	0	18	400
鲑鱼，野生	½片	生	200	0	408	3000
鲑鱼，饲养	½片	生	200	0	555	2037
明虾	份	熟的	150	0	31	520
明虾，裹面包屑	大份	油炸	150	0	5751	682
鱼子酱，黑色	1汤匙	生	16	0	13	1086
金枪鱼，新鲜的，蓝鳍金枪鱼	中份	生	100	0	53	1300
金枪鱼，罐装，水浸	1杯	生	154	0	14	433
金枪鱼，罐装，油浸	1杯	生	146	0	3917	295
沙丁鱼，罐装，番茄酱浸	1杯	生	89	1	109	1507
沙丁鱼，罐装，油浸	1杯	生	149	0	5280	2205
超市商品						
意大利面	中份	煮	150	21	560	52

续表

食物	分量	烹饪	重量/g	血糖负荷	ω-6/mg	ω-3/mg
白米	中份	煮	150	24	98	20
野生米	中份	煮	164	16	195	156
面条	1杯	煮	160	21	835	44
白面包	2片		50	16	304	34
全麦面包	2片		56	10	161	7
白糖	1茶匙		4	3	0	0
面粉			100	53	828	17
饼干,小麦	4片		50	17	1350	70
饼干,黑麦	4片		44	16	156	20
薯片	1包		28	11	3010	53
可乐	1罐		330	11	0	0
蛋糕,海绵	1片		63	23	350	22
豆类						
芸豆	½罐		200	12	212	164
鹰嘴豆	½罐		200	20	982	38
烤豆子	½罐		200	16	186	154

续表

食物	分量	烹饪	重量/g	血糖负荷	ω-6/mg	ω-3/mg
合物						
水果麦圈	1杯		30	18	343	17
糖糖玉米片	1杯		39	26	34	2
玉米片	1杯		28	17	84	6
Alpen麦片	½杯		56	25	497	25
坚果						
巴旦木	1小包	烤	50	0	7400	0
腰果	1小包	烤	50	4	4240	34
澳洲坚果	1小包	烤	50	0	645	102
花生	1小包	油烤	50	0	7609	0
花生酱	2汤匙		32	0	4709	26
加工肉						
萨拉米	4片	冷冻	100	0	1940	420
香肠，牛肉	1根	熟的	100	0	430	0
香肠，猪肉	1根	熟的	70	0	2430	80
快餐						
双层奶酪汉堡	1个		400	27	10353	1564

续表

食物	分量	烹饪	重量/g	血糖负荷	ω-6/mg	ω-3/mg
奶酪汉堡	1个		133	16	1818	164
鸡汉堡	1个		272	24	11523	1423
炸薯条	1中等份		177	26	1310	31
巧克力奶昔	儿童份		267	39	507	42
马铃薯,薯饼	1杯		150	27	6800	527
12寸奶酪比萨	1个		95	15	1563	188
14寸意大利辣香肠比萨	1个		85	13	2482	299
炸鸡	1份,鸡胸		140	6	2800	143
凉拌卷心菜	1份		112	6	4840	634
薯角	1份		134	22	2303	107

来源：数据由美国农业部（USDA）国家标准参考营养数据库（NationalNutrientDatabaseforStandardReference）提供。

说明
1. 目标饮食中 ω-3 与 ω-6 的比例为 1:1 至 1:4。大多数西方饮食中 ω-3 与 ω-6 的比例为 1:15 或更高。
2. 目标是将 ω-3 与 ω-6 比例降低到自然水平。
3. 食物的血糖负荷取决于分量，即 1 个大烤马铃薯的血糖负荷为 29，2 个大烤马铃薯的血糖负荷为 58。
4. 从血糖负荷最大值 100 克/天开始，慢慢降低到血糖负荷 80 克/天，如果觉得舒适，可以降得更低。此外，请记住，在替代碳水化合物含量高的食物时，不要避免食用含饱和脂肪的天然食物，如肉和乳制品。记住，大多数蔬菜的血糖负荷低，ω 含量高。

Acknowledgements
致谢

在我的第一本书获得成功之后,我的出版商和文学经纪人便不停地劝说我再写一本书。"别拖太久。"他们不停地提醒我。但问题在于,我没有新的想法,因此也就没有写续集的灵感。在我与我的约旦朋友萨梅尔·阿尔·沙雷德(Samer Al Shraydeh)讨论维持减重效果和健康所需的心理调整之后,情况发生了变化。谢谢你,萨梅尔,感谢你的友谊,感谢你给我的启发,让我能完成我的第二本书。

特别感谢企鹅生活出版社的委托编辑杰米·布里克特(Jamie Birkett),感谢他的耐心建议以及在本书创作过程中给予的悉心指导。感谢我在彼得斯·弗雷泽&邓洛普(Peters Fraser and Dunlop,PFD)公司的文学经纪人伊丽莎白·显克曼(Elizabeth Sheinkman),感谢她的工作,她帮助我将这本书传播给全世界的读者。

感谢安吉·富兰克林(Angie Franklin)(@卢比孔河,@therubicon)在医学沟通和长期战略方面给予的指导。感谢马尔科姆·威利特(Malcolm Willett)出色的插图,这些插图让本书中的重要概念生动起来。

我非常感谢西玛·亚拉曼奇利（Seema Yalamanchili）、闵斯特·莫卧儿（Muntzer Mughal）、阿比·史蒂文森（Abi Stevenson）、萨蒂什·查特瓦尼（Satish Chatwani）、贝拉·詹姆斯（Bella James）、埃拉·赫西·法拉（Ella Hersi Farah）和阿尔温·西兹（Alwyn Seeds），感谢你们给予我的热情以及为这本书提供的想法。

为各位厨师干杯！感谢亨丽埃塔·科特姆（Henrietta Cottam）、奥黛丽·约翰逊（Audrey Johnson）、詹妮弗·拉皮什（Jennifer Lapish）、法比·普拉吉尔（Fabi Pragier, fabipragier.co.uk）、瑞亚·比尔朱（Ria Birju, cookingwithria.com）以及古斯托（Gousto）对食谱做出的贡献。

感谢我的营养学同事凯瑟琳·沃勒（Katherine Waller）提供的"便携午餐"的建议。

致伦敦大学学院医院的同事们：曼宁·哈桑（Maan Hasan）、温特·蒙（Wint Mon）、詹姆斯·霍尔丁（James Holding）、安德烈娅·璞琪（Andrea Pucci）、瑞秋·巴特厄姆（Rachel Batterham）、马尔科·阿达莫（Marco Adamo）、莫·埃尔卡拉维（Mo Elkalaawy）和哈里·马卡克斯（Harry Markakis）。感谢你们出色的团队合作和支持。

感谢伊芙·基斯利（Eve Keighley）和乔治奥斯·迪米里亚迪斯（Georgios Dimitriadis）博士在《肥胖：大真相》（*Obesity: The Big Truth*）一书上付出的不懈努力，该书帮助了更多医疗专业人士了解体重设定点理论的概念。

在阿联酋，感谢我的外科同事阿德里安娜·罗图多（Adriana Rotundo）博士及她的丈夫弗林（Flinn）的热情和鼓励，感谢精神科咨询医生迪娜·埃尔舍姆（Dina Elshamaa）为我提供了有关大脑如何运作（以及运作故障）的见解。感谢普雷姆·罗伯（Prem Lobo）和安拉·普斯特（Aliah Poost）在网站和营销方面提供的帮助。

我的文学、外科和法医工作办公室一直开放，保持高效和高产，这要感谢我出色的私人助理纳塔莉·科尔（Natalie Cole）。我在写这本书期间，她一直让办公室保持着这样的状态，非常感谢。

最后，衷心感谢我的家人，你们一如既往地支持我（包容我），还总是用快乐和美味的食物陪伴着我！谢谢你们所有的爱。

Copyright © ANDREW JENKINSON, 2025

This edition is published by arrangement with Peters, Fraser and Dunlop Ltd. through Andrew Nurnberg Associates International Limited Beijing

本书中文简体字版授予电子工业出版社独家出版发行。未经书面许可，不得以任何方式抄袭、复制或节录本书中的任何内容。

版权贸易合同登记号　图字：01-2025-0827

图书在版编目（CIP）数据

饮食觉醒 /（英）安德鲁·詹金森(Andrew Jenkinson) 著；李琳译. -- 北京：电子工业出版社, 2025. 6. -- ISBN 978-7-121-50324-5

Ⅰ. R161-49

中国国家版本馆CIP数据核字第202563AG80号

责任编辑：于　兰
印　　刷：三河市良远印务有限公司
装　　订：三河市良远印务有限公司
出版发行：电子工业出版社
　　　　　北京市海淀区万寿路173信箱　邮编：100036
开　　本：880×1230　1/32　印张：8.75　字数：280千字
版　　次：2025年6月第1版
印　　次：2025年6月第1次印刷
定　　价：78.00元

凡所购买电子工业出版社图书有缺损问题，请向购买书店调换。若书店售缺，请与本社发行部联系，联系及邮购电话：(010) 88254888，88258888。

质量投诉请发邮件至 zlts@phei.com.cn，盗版侵权举报请发邮件至 dbqq@phei.com.cn。

本书咨询联系方式：QQ1069038421，yul@phei.com.cn。